ニュートリションケア 2023年 春季増刊

Nutrition Care

低栄養

まるわかりガイド

病態・診断・栄養療法のポイント

ダウンロードできる栄養 **ダウンロード** 補助食品活用レシピつき

編著

東北医科薬科大学病院栄養管理部管理栄養士長

早坂朋恵

MC メディカ出版

JN025130

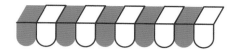

編集にあたって

　"食べること"は、生命維持のため不可欠なものです。わが国においては、戦後の貧困な時代から高度経済成長期を経て、人々の多くは豊かな食生活を送ることが可能となりました。その一方、近年では、口腔問題や摂食嚥下障害を伴う高齢者、がん治療による有害事象などの疾患が背景にある事例とともに、飽食の時代がゆえの極端な偏食、そして経済の低迷などによる貧困など、わが国の"栄養の質"の低下が急増しています。私たち管理栄養士・栄養士は、リスクのある患者の低栄養予防、また低栄養の患者には栄養改善をめざし、それぞれの食生活や身体状況あるいは経済的な配慮を踏まえ、個々人の疾患や症状に寄り添い、食の専門家として支援することが重要な任務であると考えます。

　本書は、低栄養の原因・分類・診断、各疾患の特徴、そして具体的なアプローチ法から役立つレシピまでたいへん盛りだくさんな1冊に仕上がりました。皆様の日々の業務にお役立ていただければ幸いです。

2023年3月
東北医科薬科大学病院栄養管理部管理栄養士長
早坂朋恵

低栄養 まるわかりガイド
病態・診断・栄養療法のポイント

ダウンロードできる栄養 ダウンロード 補助食品活用レシピつき

第1章　低栄養の原因・分類・診断（判断）基準

第2章　低栄養患者の栄養療法

ニュートリションケア **2023年 春季増刊**

NutritionCare®

Nutrition Careは（株）メディカ出版の登録商標です。

第3章 管理栄養士が行う
低栄養患者へのアプローチ

第4章 ダウンロードできる
栄養補助食品の活用レシピ

ダウン
ロード

ニュートリションケア 2023年 春季増刊

NutritionCare®

Nutrition Careは(株)メディカ出版の登録商標です。

編集・執筆者一覧

編集

早坂朋恵　はやさか・ともえ ▶ 東北医科薬科大学病院栄養管理部管理栄養士長

執筆者（50音順）

阿部晃子　あべ・あきこ ▶ 東北医科薬科大学病院栄養管理部管理栄養士　第4章

有馬遥太朗　ありま・ようたろう ▶ 東北医科薬科大学病院薬剤部　第1章-3

小川佳子　おがわ・よしこ ▶ 帝京大学医療技術学部スポーツ医療学科講師　第1章-2

門脇敦子　かどわき・あつこ ▶ 公益財団法人仙台市医療センター仙台オープン病院診療支援部栄養管理室課長　第1章-4

木村美由樹　きむら・みゆき ▶ 国家公務員共済組合連合会東北公済病院栄養科管理栄養士　第2章-5

古賀奈保子　こが・なほこ ▶ 医療法人社団いばらき会いばらき診療所管理栄養士　第2章-2

腰本さおり　こしもと・さおり ▶ 東京医科歯科大学医学部保健衛生学科非常勤講師／
東京家政学院大学人間栄養学部人間栄養学科講師　第2章-8

古田島聡　こたじま・さとし ▶ 国家公務員共済組合連合会東北公済病院整形外科副部長／
地域包括ケアセンター長／NST専任　第2章-5

斎藤恵子　さいとう・けいこ ▶ 東京医科歯科大学病院臨床栄養部副部長　第4章

齋野美侑　さいの・みゆき ▶ 国家公務員共済組合連合会東北公済病院栄養科管理栄養士　第4章

設楽みゆき　したら・みゆき ▶ 国家公務員共済組合連合会東北公済病院皮膚・排泄ケア認定看護師　第2章-5

柴田近　しばた・ちかし ▶ 東北医科薬科大学外科学第一（消化器外科）教授　第1章-1

杉山清子　すぎやま・きよこ ▶ 日本大学短期大学食物栄養学科非常勤講師　第2章-3、第4章

髙﨑美幸　たかさき・みゆき ▶ 特定医療法人財団松圓会東葛クリニック病院栄養部・マーケティング戦略室／
一般社団法人松戸市医師会松戸市在宅医療・介護連携支援センター　第2章-1

髙橋加代子　たかはし・かよこ ▶ 実践女子大学生活科学部食生活科学科准教授　第3章-1、2

竹内崇　たけうち・たかし ▶ 東京医科歯科大学大学院医歯学総合研究科
精神行動医科学分野リエゾン精神医学・精神腫瘍学担当准教授　第2章-8

長尾宗紀　ながお・むねのり ▶ 東北医科薬科大学病院がん治療支援（緩和）科　第2章-6

中村正史　なかむら・まさし ▶ 東北医科薬科大学医学部脳神経内科学講師　第2章-4、7

早坂朋恵　はやさか・ともえ ▶ 東北医科薬科大学病院栄養管理部管理栄養士長　第3章-3、4、第4章

矢野目英樹　やのめ・ひでき ▶ 社会医療法人財団慈泉会相澤病院栄養科科長　第4章

第1章

低栄養の原因・分類・診断（判断）基準

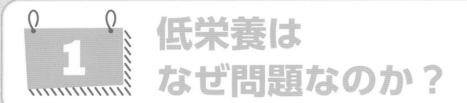

1 低栄養はなぜ問題なのか？

東北医科薬科大学外科学第一（消化器外科）教授
柴田近 しばた・ちかし

はじめに

　低栄養は、1つ以上の栄養素が相対的または絶対的に不足している状態と定義づけられますが、多くの場合、エネルギーとたんぱく質の不足を意味します。エネルギー・たんぱく質が不足するマラスムス型と、たんぱく質が不足するクワシオルコル型に分類されています。また、低栄養と栄養障害を同義語ととらえる考えもありますが、栄養障害には低栄養と肥満の2つが含まれるとの概念もあり、肥満に伴う栄養障害はメタボリックシンドロームを意味します（**図1**）[1]。

　低栄養の問題点は、「低栄養はさまざまな合併症をひき起こし、それが多くの疾患の予後悪化につながり、入院期間の延長や医療費の増大をもたらす」ことです。本稿では低栄養の危険因子（低栄養になりやすい人や状態）、低栄養との関連性が知られている疾患について述べます。

低栄養の危険因子

　低栄養の危険因子として、高齢、サルコペニア、フレイル、ロコモティブシンドローム（ロコモ）、口腔機能・嚥下機能の低下、長期臥床などがあげられます。これらの因子は、「高齢」をキーワードとして互いに密接に関連し、一症例に危険因子が複数認められる場合も少なくありません。

01 加齢

　加齢とともに低栄養に陥りやすくなることはよく知られています。高齢者において消化吸収機能の低下は認められず、たんぱく質摂取量の減少と摂取たんぱく質の質の変化が、高齢者における低アルブミン血症の原因との報告があります[2]。

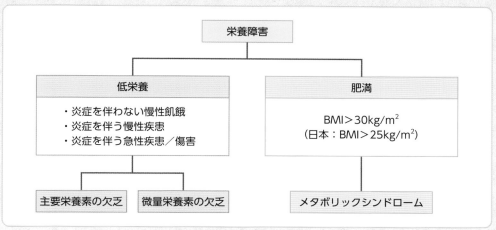

図1　**栄養障害と低栄養**（文献1を参考に作成）

02　サルコペニア

　サルコペニアは、加齢に伴い筋肉量が減少する病態としてRosenbergが提唱しました。サルコペニアの原因が加齢以外にないものを一次性、あるものを二次性と呼びます。二次性の原因としては、廃用症候群による活動性の低下、炎症性疾患や内分泌疾患、低栄養が指摘されています[3]。

　サルコペニアは、「転倒、骨折、身体機能低下、死亡などの危険性が高まった進行性かつ全身性の骨格筋疾患」と定義されています。サルコペニアの診断には、骨格筋量の減少・筋力低下・身体機能低下を組み合わせる方法が提唱されています。

03　ロコモティブシンドローム

　ロコモは、運動器の障害によって、立つ、歩くという運動機能が低下した状態のことです[4]。ロコモは運動機能へ特化した概念であり、低栄養に伴う運動機能障害やサルコペニアのみならず、肥満に伴う運動機能低下も含まれます。

04　フレイル

　フレイルは、「加齢に伴う症候群で、生理機能やホメオスタシスの低下、エネルギー予備能の欠乏を基盤とし、身体機能障害や健康障害を起こしやすい状態」と定義されています。つまり、機能障害に陥る前段階で、適切な介入・支援により生活機能の維持が可能な状態ともいえます。

　また、フレイルは身体的フレイル（身体的問題）、認知的フレイル（認知機能障害やうつ状態などの精神的問題）、社会的フレイル（独居や経済的困窮などの社会的問題）の3つに分類されています[4]。

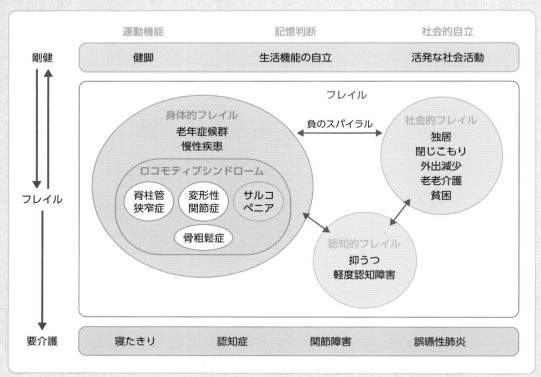

図2　**フレイル、ロコモ、サルコペニアの関係**（文献 4、5 を参考に作成）

05▷ サルコペニア、ロコモ、フレイルの関係性

　サルコペニア、ロコモ、フレイルはこの順に概念が広くなり、ロコモは身体的フレイルに含まれ、サルコペニアはロコモに含まれるとの概念が提唱されています（**図2**）[4, 5]。また、低栄養、サルコペニア、フレイルの関係は、「フレイルサイクル」と呼ばれる概念が提唱されています（**図3**）[6]。

06▷ オーラルフレイル

　口腔機能の低下はオーラルフレイルと称されます。「老化に伴う口腔状態の変化、口腔健康への関心低下、心身予備能力低下などで口腔の脆弱性が増加し、口腔機能障害や心身の機能低下に陥る現象」と定義づけられます[7]。オーラルフレイルは、身体的フレイル、サルコペニア、要介護認定、総死亡率などの増悪要因になることが知られています。

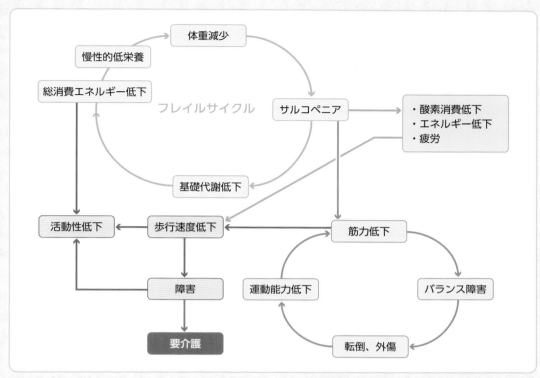

図3　フレイルサイクル（文献6を参考に作成）

低栄養と褥瘡

　低栄養による皮下脂肪の菲薄化・筋肉減少は、骨による皮膚の圧迫を促進して褥瘡の発生・増悪に関与し、低栄養による治癒促進障害は褥瘡の治癒を妨げていると考えられます。低栄養による血清亜鉛濃度の減少と褥瘡の関連性を指摘する報告もあります[8]。栄養介入により投与エネルギーを増加させると、褥瘡の治癒が促進される可能性が示唆されています。

低栄養と感染症

　低栄養により免疫機能が低下し、感染症発症の危険因子となることはよく知られています。また、低栄養症例ではサルコペニアによる筋肉量の減少を伴うことが多いため、侵襲時に消費されるアミノ

酸の貯蔵量が少なく、感染症に罹患した後の回復が困難となり死亡率が高いとされています[9]。感染症のなかでは、肺結核や誤嚥性肺炎と低栄養状態の関連性が代表的です。

低栄養と手術、術後合併症

　低栄養、サルコペニア、フレイルなどが手術後合併症の危険因子であり、生命予後にもかかわることについては数多くの報告があります。

　低栄養が開腹手術の術後合併症の危険因子であること[10]、サルコペニアが術後生存率に影響することは、胃がん、膵がん、肝がんなどの消化器のみならず[11, 12]、肺がんでも知られています[13]。また、食道がん手術後の生存率はフレイル群で低く、フレイルは生存率に対する危険因子であることも報告されている[14]ほか、フレイルは大腸がん術後の合併症危険因子と報告されています[15]。整形外科領域手術においても、フレイルは合併症発症の危険因子と考えられています[16]。さらに、フレイルが心臓血管外科手術後のリハビリテーション経過の遅延と歩行能力の低下に関与しているとの報告もあります[17]。

引用・参考文献

1）日本静脈経腸栄養学会監修. "栄養障害とその結果". TNT（Total Nutritional Therapy）ワークブック3.0. 2019, 1-18.
2）長谷川範幸ほか. 高齢者の栄養状態と予後. 日本老年医学会雑誌. 47（5）, 2010, 433-6.
3）吉村芳弘. 新しい筋疾患：サルコペニア. 内科. 130（2）, 2022, 237-40.
4）平瀬達哉. サルコペニア・ロコモティブシンドローム・フレイルと痛み：高齢者の特性を踏まえたペインリハビリテーションの展開に向けて. Pain Rehabilitation. 12（1）, 2022, 1-8.
5）原田敦. ロコモティブシンドロームにおけるサルコペニアの位置付け.（https://www.jpn-geriat-soc.or.jp/press_seminar/report/seminar_02_04.html, 2023年3月閲覧）.
6）Xue, QL. et al. Initial manifestations of frailty criteria and the development of frailty phenotype in the Women's Health and Aging Study Ⅱ. J. Gerontol. A Biol. Sci. Med. Sci. 63（9）, 2008, 984-90.
7）上田貴之. 口腔機能の老化：オーラルフレイルと口腔機能低下症. 前掲書3）. 253-7.
8）Sakae, K. et al. Oral treatment of pressure ulcers with polaprezinc（zinc L-carnosine complex）：8-week open-label trial. Biol. Trace Elem. Res. 158（3）, 2014, 280-8.
9）若林秀隆. 低栄養のインパクト. 前掲書3）. 181-4.
10）平島得路ほか. 高齢者, 開腹手術の術後合併症に関する術前危険因子の検討. 日本老年医学会雑誌. 29（9）, 1992, 635-43.
11）山本和義ほか. 高齢胃癌胃切除患者におけるサルコペニアの術後合併症発生に与える影響. 外科と代謝・栄養. 49（1）, 2015, 35-41.
12）海道利実. サルコペニアと周術期感染性合併症：現状と今後の展望. 日本外科感染症学会雑誌. 18（2）, 2021, 290-7.

13）吉田貞夫. サルコペニア，フレイル患者の周術期感染症のリスクと栄養管理. 外科と代謝・栄養. 53（2），2019，97-103.

14）Tanaka, T. et al. Impact of frailty on the long-term outcomes of elderly patients with esophageal squamous cell carcinoma. Gen. Thorac. Cardiovasc. Surg. 70（6），2022, 575-83.

15）Komekami, Y. et al. Importance of Frailty for Predicting Postoperative Complications of Colorectal Cancer in Patients ≧ 60 Years of Age. 日本外科系連合学会誌. 46（4），2021, 428-33.

16）植木正明ほか. フレイルは高齢大腿骨近位部骨折患者の術後合併症のリスク因子である. 麻酔. 71（1），2022, 76-81.

17）本多祐ほか. フレイルが心臓手術後の経過や歩行能力に与える影響. 日本心臓血管外科学会雑誌. 51（2），2022, 67-72.

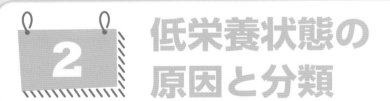

2 低栄養状態の原因と分類

帝京大学医療技術学部スポーツ医療学科講師

小川佳子 おがわ・よしこ

低栄養とは

　低栄養とは、ヒトが生きていくために必要な量の栄養素がとれていない状態をいいます。そのなかでも、とくにたんぱく質とエネルギーが足りていない状態のことをたんぱく質・エネルギー欠乏症（protein energy malnutrition；PEM）といいます。

低栄養の分類の移り変わり

　従来、低栄養の分類には、外見的特徴から分類する方法が広く用いられてきました。しかし、外見的特徴による分類法は、発展途上国の小児に多くみられる低栄養の分類を応用したものであったため、病院などでよくみられる成人の低栄養にはそぐわないところがありました。そこで近年、成人における低栄養は、成因による分類が用いられるようになっています。

外見的特徴による分類 [1〜3]

　低栄養は、外見的特徴からマラスムス（marasmus）とクワシオルコル（kwashiorkor）に分類されます（表1）。臨床の現場では、マラスムスとクワシオルコルの両方の特徴を併せもつ混合型が多くみられ、混合型はマラスムス型クワシオルコルと呼ばれています。

01▷ マラスムス

　マラスムスは、たんぱく質とエネルギーの両方が長期間にわたって欠乏することにより生じる低栄

表1　マラスムスとクワシオルコルの違い

	マラスムス	クワシオルコル
原因	エネルギー・たんぱく質の欠乏	たんぱく質の欠乏
体重	著明な減少	軽度の減少
身体所見	脂肪や筋肉の脱落	腹水、浮腫、肝臓の腫大
血清アルブミン値	正常であることが多い	低下
外見的特徴		

養状態です。エネルギー摂取量の不足が続くと、足りないエネルギーを補うために骨格筋などの体たんぱく質や脂肪組織の分解によるエネルギー産生が行われます。体たんぱく質や脂肪組織がどんどん分解されてしまうため、骨格筋は萎縮し、皮下脂肪は消失し、体重も著しく減少します。一方で、マラスムスでは血清アルブミン値は正常に保たれていることが多く、クワシオルコルでみられるような浮腫は起こりません。

02 クワシオルコル

クワシオルコルは、たんぱく質のみが欠乏することにより生じる低栄養状態です。エネルギー量は保たれているので、体たんぱく質や脂肪組織は分解されません。そのため、皮下脂肪は保たれ、体重減少はあっても軽度です。一方で、クワシオルコルでは血清アルブミン値は著しく低下します。そのため、腹水や浮腫を生じ、お腹が大きくふくれた特徴的な外見になります。また、貯蔵エネルギーである脂肪が肝臓に蓄積して、脂肪肝による肝腫大を認めることもあります。

成因による分類

欧州臨床栄養代謝学会（ESPEN）と米国静脈経腸栄養学会（ASPEN）による国際ガイドライン委員会は、2010年に臨床現場における成人低栄養の成因別分類法を提案しました（表2）[4, 5]。さらに、このESPEN/ASPENの提案に基づいて、2012年には米国栄養士会とASPENが成人低栄養の成因別

表2　**成因に基づく低栄養の分類**（文献4、5を参考に作成）

分類	社会生活環境（飢餓）に関連した低栄養	慢性疾患（悪液質）に関連した低栄養	急性疾患／外傷（侵襲）に関連した低栄養
炎症	なし	軽度〜中等度の慢性炎症	重度の急性炎症
代表的な疾患	慢性的な飢え、神経性食思不振症、摂食嚥下障害	がん、臓器不全（心不全、腎不全、肝不全、COPD）、膠原病、慢性感染症、サルコペニア肥満	手術、外傷、熱傷、急性感染症、頭部外傷

特徴をまとめたものを公表しています[5]。これらの成因による分類法では、炎症の有無やその程度により3つの低栄養に分けられています。実際には3つの要因が重複して存在していることも少なくありませんが、成因による分類は、栄養管理の方針を決定したり、栄養状態の予後を予測したりするのにも有用です。

01 社会生活環境（飢餓）に関連した低栄養

　社会生活環境に関連した低栄養とは、炎症を伴わない低栄養のことをいいます。生命維持のために必要なエネルギー供給が不足することにより生じるもので、いわゆる飢餓と同じ状態をさします。慢性的な飢えのほか、神経性食思不振症、摂食嚥下障害、不適切な食事摂取などが原因となります。体外からのエネルギー供給が不足しているため、それを補うために体内に蓄えられている糖質、脂肪組織、体たんぱく質が分解され、その結果、体重や骨格筋量の低下が生じます。

02 慢性疾患（悪液質）に関連した低栄養

　慢性疾患に関連した低栄養とは、軽度から中程度の炎症が慢性的に存在する低栄養のことをいいます。基礎疾患に関連して生じる複雑な代謝性症候群である悪液質（カヘキシア）と同じ状態をさしています。がんは悪液質を生じる疾患として有名ですが、がん以外にも、臓器不全（心不全、腎不全、肝不全、慢性閉塞性肺疾患）、関節リウマチなどの膠原病、結核やエイズなどの慢性感染症などにより生じます。これらの慢性の消耗性疾患による食欲不振や栄養障害のために、骨格筋が萎縮し、体重が減少したり、全身の臓器の機能が低下したりします。

03 急性疾患／外傷（侵襲）に関連した低栄養

　急性疾患／外傷に関連した低栄養とは、高度の急性炎症を伴う低栄養のことをいいます。手術、外傷、熱傷、急性感染症といった侵襲により生じます。侵襲のステージは、傷害期、異化期、同化期に分けられます。異化期には創傷治癒のためのエネルギー供給のために骨格筋や脂肪組織の分解が起こり、その後の同化期には骨格筋や脂肪組織の合成が行われます。したがって、ステージに合わせた適

| 慢性疾患で炎症を伴う低栄養 | 慢性疾患でわずかな炎症を伴う、あるいは炎症を認めない低栄養 | 急性疾患または外傷で高度の炎症を伴う低栄養 | 社会経済的または環境要因と関連した飢餓（飢えや食糧不足など）による低栄養 |

図1 GLIM criteria の低栄養の分類（文献6～8を参考に作成）

リスクスクリーニング
低栄養のリスクの有無
・従来より使用されている妥当性が検証されたスクリーニングツールを用いる

診断的アセスメント
アセスメントの基準
● 現症
　・意図しない体重減少
　・BMI 低値
　・骨格筋量減少
● 病因
　・食事量減少または吸収能低下
　・疾患によるストレス／炎症の程度

診断
低栄養の診断基準
・現症と病因のいずれも1つ以上該当する場合に低栄養と診断する

重症度判定
低栄養の重症度判定
・現症の基準にしたがって重症度を判定する

図2 GLIM criteria による低栄養診断の流れ（文献6～8を参考に作成）

切な栄養療法の実施が重要となります。

GLIM criteria

2018年に発表された、世界規模での低栄養の診断基準である GLIM criteria [6～8] では、低栄養を成因に基づき、4つに分類しています（**図1**）[6～8]。この GLIM criteria では低栄養の診断を「スクリ

表3 GLIM criteria による低栄養の診断（文献6〜8を参考に作成）

現症の基準			病因の基準	
体重減少（%）	BMI 低値（kg/m²）	骨格筋量減少	食事量または吸収能の低下	炎症
ここ6ヵ月以内に＞5%　または　ここ6ヵ月以上で＞10%	＜20（70歳未満）＜22（70歳以上）（アジア人の場合）＜18.5（70歳未満）＜20（70歳以上）	身体組成測定（DXA、BIA、CT、MRIなどで測定）（アジア人の場合）人種による補正を行う（上腕周囲長、下腿周囲長などでも可）	エネルギー必要量の50%以下の状態が1週間を超える　または　2週間を超える食事摂取不足　または　食物の消化吸収に悪影響を及ぼす慢性的な消化器症状	急性疾患／外傷によるもの　または　慢性疾患によるもの
3項目のうち1つ以上該当			& 2項目のうち1つ以上該当	

表4 GLIM criteria による低栄養の重症度判定（文献6〜8を参考に作成）

現症	中等度の低栄養	重度の低栄養
意図しない体重減少（%）	過去6ヵ月以内で5〜10%　または　6ヵ月以上で10〜20%	過去6ヵ月以内で＞10%　または　6ヵ月以上で＞20%
BMI 低値（kg/m²）（注）	＜20（70歳未満）＜22（70歳以上）	＜18.5（70歳未満）＜20（70歳以上）
骨格筋量減少	軽度〜中等度の減少	重度の減少

注：アジア人についてのカットオフ値は提示なし

ーニング」と「アセスメント / 診断 / 重症度判定」の2段階で行います（図2）[6〜8]。まず、すでに妥当性が確認されているスクリーニングツールを用いて、低栄養のリスクがあるかどうかを判定します。この際に使用するスクリーニングツールは指定されていませんが、NRS-2002（nutritional risk screening-2002）、MNA®-SF（mini nutritional assessment-short form）、MUST（malnutrition universal screening tool）、SGA（subjective global assessment）などが推奨されています。リスクスクリーニングで「低栄養のリスクあり」と判定された場合には、3項目の「現症」と2項目の「病因」により診断的アセスメントを行います（表3）[6〜8]。診断的アセスメントで「低栄養」と診断された場合には「現症」の基準に従って、その重症度の判定を行います（表4）[6〜8]。

GLIM criteria は、日本臨床栄養代謝学会（JSPEN）を含む世界各国の静脈経腸栄養学会の代表者が集まり、議論を重ねることでつくり上げられました。そのため、世界各地域ですでに実施されていた評価法が包括的にとり入れられ、臨床への導入が円滑に行えるようになっているのが特徴です。GLIM criteria は 2018 年に発表されて以来、世界各国においてさまざまな疾患や病態において活用されています。最近発表された GLIM criteria の診断精度を検証したメタアナリシスでは、感度72％、特異度 82％と高い診断精度を有していることが報告されており [9]、今後ますます臨床での活用が期待されます。

引用・参考文献

1) 佐藤和人. "低栄養の病態生理". エッセンシャル臨床栄養学. 第 8 版. 佐藤和人ほか編. 東京, 医歯薬出版, 2016, 227-8.
2) 小松龍史. "栄養食事療法". 前掲書 1）. 229-30.
3) 新村文男. "小児の病態生理". 前掲書 1）. 274-5.
4) Jensen, GL. et al. Adult Starvation and Disease-Related Malnutrition : A Proposal for Etiology-Based Diagnosis in the Clinical Practice Setting From the International Consensus Guideline Committee. JPEN. J. Parenter. Enteral. Nutr. 34 (2), 2010, 156-9.
5) White, JV. et al. Consensus Statement : Academy of Nutrition and Dietetics and American Society for Parenteral and Enteral Nutrition : Characteristics Recommended for the Identification and Documentation of Adult Malnutrition (Undernutrition). JPEN. J. Parenter. Enteral. Nutr. 36 (3), 2012, 275-83.
6) Jensen, GL. et al. GLIM Criteria for the Diagnosis of Malnutrition : A Consensus Report From the Global Clinical Nutrition Community. JPEN. J. Parenter. Enteral. Nutr. 43 (1), 2019, 32-40.
7) Cederholm, T. et al. GLIM Criteria for the Diagnosis of Malnutrition - A Consensus Report From the Global Clinical Nutrition Community. Clin. Nutr. 38 (1), 2019, 1-9.
8) Cederholm, T. et al. GLIM criteria for the diagnosis of malnutrition-A consensus report from the global clinical nutrition community. J. Cachexia Sarcopenia Muscle. 10 (1), 2019, 207-17.
9) Hou, Z. et al. Accuracy of the GLIM criteria for diagnosing malnutrition : A systematic review and meta-analysis. Clin. Nutr. 41 (6), 2022, 1208-17.
10) 小川佳子. 低栄養状態の原因と分類. ニュートリションケア. 13 (8), 2020, 710-4.

3 食欲不振をひき起こす薬剤

東北医科薬科大学病院薬剤部
有馬遥太朗 ありま・ようたろう

はじめに

　食欲不振や悪心をまねく薬剤といわれて、どのような薬剤を思い浮かべますか？ 有名な薬剤をあげると、抗がん薬、オピオイド鎮痛薬などでしょうか。臨床でも、この2種類は食欲不振や悪心（吐き気）の原因になることが多いとされています。

　しかし、副作用に食欲不振や悪心が記載されている薬剤はほかにもあり、頻度が低いものを含めると千何種類も存在しています（筆者調べ）。そのため、それぞれを覚えていくことは現実的ではありません。

　本稿では、まず「食欲不振や悪心をまねく可能性がある代表的な薬剤」を列挙し、その後に「薬剤による食欲不振や悪心を検討する方法」について取り上げていきます。そして最後に、「栄養欠乏が薬物動態に与える影響」に触れ、注意点などを記載していきます。

食欲不振や悪心をまねく可能性がある薬剤と注意点

　食欲不振の原因が薬剤にあるときの考え方に触れる前に、食欲不振や悪心をまねく代表的な薬剤を**表1**[1,2]にまとめました。代表的な薬剤をあげていますが、かならずしも食欲不振や悪心につながるわけではありません。ここでは、抗がん薬とオピオイド鎮痛薬について記載します。

01 抗がん薬による食欲不振と悪心

　抗がん薬の副作用には食欲不振や悪心があり、基本的にはどの薬剤でも注意が必要です。そのリスクと頻度が報告されており（**表2**）[3]、リスクのある抗がん薬を使用するがん腫は乳がん、血液がん、

表1　食欲不振や悪心をまねく代表的な薬剤（文献1、2を改変）

●非ステロイド性抗炎症薬（抗炎症・鎮静薬）	●コリンエステラーゼ阻害薬（抗認知症薬）
●アスピリン	●ビスホスホネート製剤（骨粗鬆症治療薬）
●緩下薬	●ビグアナイド薬（糖尿病薬）
●抗不安薬	●抗がん薬
●抗精神病薬	●オピオイド鎮痛薬
●抗コリン薬（パーキンソン病治療薬）	●ジギタリス製剤（抗不整脈薬）
●選択的セロトニン再取り込み阻害薬（抗うつ薬）	

表2　注射抗がん薬の催吐性リスク分類（文献3を参考に作成）

高度催吐性リスク（頻度＞90%）	AC療法：ドキソルビシン塩酸塩＋シクロホスファミド水和物 EC療法：エピルビシン塩酸塩＋シクロホスファミド水和物 エピルビシン塩酸塩（≧90mg/m²） イホスファミド（≧2g/m²/回） シクロホスファミド水和物（≧1,500mg/m²） シスプラチン ダカルバジン ドキソルビシン塩酸塩（≧60mg/m²）
中等度催吐性リスク（頻度30～90%）	カルボプラチン（HECに準じた扱い） エピルビシン塩酸塩（＜90mg/m²） オキサリプラチン シクロホスファミド水和物（＜1,500mg/m²） ドキソルビシン塩酸塩（＜60mg/m²） メトトレキサート（≧250mg/m²）

※そのほかの薬剤もあり。

胃がんなど多岐にわたります。

　実際に抗がん薬を使用する場合は、食欲不振や悪心に対応するため、制吐薬も投与します。制吐薬を投与するタイミングは抗がん薬のレジメン（抗がん薬の種類や量、手順を時系列にまとめたもの）によって変わりますが、おおむね投与日～数日程度投与することが多いです。しかし、適切に制吐薬を使用したとしても、**表2**に記載した高度催吐性リスクの抗がん薬であれば、とくに抗がん薬投与から数日（5日程度）経過しても悪心が遷延することがあります。これを遅発性嘔吐[4、5]と呼び、抗がん薬治療を行ったあと数日～1週間程度は食事摂取に影響が出ることもあるため、経過の確認が必要です。

　まとめると、みなさんの担当患者が抗がん薬を使用している場合（過去の使用も含めて）は悪心が現れることがあり、抗がん薬（**表2**）によっては遷延する可能性もあるとイメージすればよいかと思

表3　「食べたいけど、食べられない」「食べない」要因 （文献9を改変）

「食べたいけど、食べられない」要因	摂食嚥下障害、ADL障害 社会的要因（介護力不足、経済的要因など）、消化管の問題
「食べない」要因	食欲低下：生理的（必要エネルギーの減少）、病的、医原病 疾病関連：うつ病、認知症、疼痛、悪液質など

表4　栄養障害の原因 （文献10を改変）

患者側の要因	年齢、抑うつ、認知症、悪性腫瘍、心疾患、咀嚼・嚥下機能低下、活動低下、味覚・嗅覚感覚低下、術後、薬剤、便秘
医療従事者側の要因	栄養に対する理解不足、栄養状態の記録不足（身長、体重、食事摂取量など）、食事介助の人員不足

います。

02 オピオイド鎮痛薬による食欲不振と悪心

　オピオイド鎮痛薬の悪心は、初回投与時や増量時に発生しやすく[6]、一時的なものが多いとされます。そのため、オピオイド鎮痛薬が長期的に悪心を生じさせる可能性は少ないと考えられます。しかし、制吐薬を投与しても改善しない悪心や、よくある副作用の便秘から悪心を生じる可能性もあるため、オピオイド鎮痛薬使用中はとくに経過の確認が必要になります。

薬剤による食欲不振や悪心を検討する方法

01 高齢者の食欲不振

　そもそも高齢者は栄養障害のリスクが高く、約70％は低栄養または、その高リスクとの報告[7]があります。日本全国の65歳以上の在宅療養患者を対象とした調査[8]では、低栄養患者は全体の3割強、低栄養予備軍も加えると、その割合は約7割になることが示されました。このような低栄養に至るさまざまな要因と、患者側・医療従事者側の要因としての報告[9,10]を表3、4に記載します。

02 薬剤による食欲不振を考える方法

　背景に食欲不振がある高齢者に対して、薬剤による食欲不振を検討していく場合は、食欲不振が発症した時期と薬剤を開始した時期の検討が必要になります。2つの例をあげるので、評価してみましょう。

表5　筆者が考える食欲不振の検討ポイント

- 薬剤A・Bの開始時期と、副作用に食欲不振・悪心があるかどうかを確認する
- 薬剤A・Bと併用している薬剤の開始時期と、副作用に食欲不振・悪心があるかどうかを確認する
- 薬剤A・Bと併用している薬剤との飲み合わせ（相互作用）を確認する
- 薬剤A・Bを使用している患者の検査値を確認する

例1：長期的に薬剤Aを服用中で、用法用量に変更がない。現在、食欲不振が発生している。

例2：薬剤Bを服用しはじめた2日後に、食欲不振が発生している。

　どちらが薬剤による食欲不振と考えられますか？　どちらかというと例2の可能性が高そうですが、例1も薬剤による食欲不振の可能性が考えられます。次に筆者が考えるポイントを示します（表5）。検討していきましょう。

●薬剤A・Bの開始時期と、副作用に食欲不振・悪心があるかどうかを確認する

　薬剤Aは長期的に服用しており用法用量に変更がないことから、直接影響した可能性は乏しい印象があります。薬剤Bについては服用後数日での症状出現なので、影響した可能性が高そうです。薬剤A・Bの副作用を確認したうえで評価します。

●薬剤A・Bと併用している薬剤の開始時期と、副作用に食欲不振・悪心があるかどうかを確認する

　こちらは、併用薬剤が影響した可能性を検討しています。

●薬剤A・Bと併用している薬剤との飲み合わせ（相互作用）を確認する

　薬剤A・Bの血中濃度・薬効・代謝に影響を与える組み合わせで、食欲不振が発生している可能性が考えられます。

●薬剤A・Bを使用している患者の検査値を確認する

　とくに腎機能を検討し、薬剤A・Bを排泄できず症状が出ていることなどが考えられます。

＊　＊　＊

　本稿では簡単に検討するポイントを表5に記載しましたが、ほかにも考えられる項目はあると思います。まとめると、薬剤による食欲不振や悪心を検討するときには、発生時期の確認が必要になります。そして、疑わしい薬剤や併用薬剤の開始時期、検査値なども確認しつつ、総合的に検討していく必要があります。このような薬剤の経過を管理栄養士のみなさんだけで把握しづらい場合は、院内外の薬剤師に相談してみてください。一緒に問題を解決できればよいと思います。

表6　栄養欠乏が薬物動態におよぼす影響

薬物動態	栄養欠乏の影響
吸収	・栄養欠乏の影響は少なく、小腸の絨毛は食事の再摂取によって消化吸収機能が回復する[11]。 ・加齢の影響は少ない[12,13]。
分布	・分布に重要なたんぱく質はアルブミン（Alb）。 ・薬剤は Alb と結合して血中に分布している。ワルファリンカリウムなどが結合しやすい[14]。 ・栄養欠乏で Alb 合成が低下して Alb に結合できない薬物の濃度が上昇し[12]、薬効が上昇[13,14]する可能性があるが、実際にはそこまでの影響がないという報告[15]もある。 ・加齢の影響で Alb も低下する[12,13]。
代謝	・栄養欠乏で脂肪肝[16]になりやすく、肝機能に影響しやすい。 ・加齢の影響で肝機能が低下する[12,13]。

03 薬剤による食欲不振や悪心への対策

　薬剤の影響で食欲不振や悪心が生じている場合であれば、原因薬剤を中止することで症状が改善してくると考えられます。しかし、治療上必要な薬剤であればとくに自己判断で中止できない場合もあるため、多職種で検討できればよいと思います。そのなかで、併用薬剤の見直し、制吐薬の使用などで、ぜひ薬剤師を頼ってください。

栄養欠乏が薬物動態に与える影響

　薬物動態とは、体内における薬物の吸収・分布・代謝・排泄の一連の流れをさします。排泄以外で栄養欠乏が薬物動態におよぼす影響について、要点を表6に示します。なかなかイメージしづらい内容であると思いますが、高齢者は、生理的機能の低下から体内動態に影響が出ています。加えて、栄養欠乏があると薬物の体内動態に影響することがあるため、注意が必要です。バランスのよい食事や経腸・輸液メニューなどを多職種で検討して、栄養欠乏を防いでいきましょう。

おわりに

　本稿では食欲不振や悪心、栄養欠乏の影響について述べました。薬剤が絡むと苦手だと感じる人もいるかもしれませんが、むずかしく考えず、適宜薬剤師を活用してください。多職種で一緒に仕事ができればよいと思います。本稿に記載した内容が、管理栄養士のみなさんの日常業務に役立てられる

とうれしいです。

引用・参考文献

1) 厚生労働省. 高齢者の医薬品適正使用の指針（総論編）について. (https://www.mhlw.go.jp/file/04-Houdouhappyou-11125000-Iyakushokuhinkyoku-Anzentaisakuka/0000209385.pdf, 2023年2月閲覧).
2) 谷口知慎ほか. 高齢者の栄養管理における薬剤管理のポイント. 静脈経腸栄養. 22 (4), 2007, 465-9.
3) 日本癌治療学会. "制吐療法：注射抗がん薬の催吐性リスク分類". がん診療ガイドライン. (http://jsco-cpg.jp/guideline/29.html#list03, 2023年2月閲覧).
4) 日本癌治療学会. "制吐療法：がん薬物療法後の遅発性の悪心・嘔吐をどのように予防するか". がん診療ガイドライン. (http://www.jsco-cpg.jp/guideline/29.html#cq03, 2023年2月閲覧).
5) 国立がん研究センター東病院. 主な抗がん剤の副作用とその対策：吐き気・嘔吐について. (https://www.ncc.go.jp/jp/ncce/division/pharmacy/kouganzai/supportivecare_antiemetic.html, 2023年2月閲覧).
6) 日本緩和医療学会. "有害作用に関する臨床疑問". がん疼痛の薬物療法に関するガイドライン（2020年版）. (https://www.jspm.ne.jp/files/guideline/pain_2020/03_02.pdf, 2023年2月閲覧).
7) de Luis, D. et al. Nutritional status of adult patients admitted to internal medicine departments in public hospitals in Castilla y Leon, Spain : A multi-center study. Eur. J. Intern. Med. 17 (8), 2006, 556-60.
8) 国立長寿医療研究センター. 平成24年度老人保健健康増進等事業 在宅療養患者の摂食状況・栄養状態の把握に関する調査研究報告書. (https://www.ncgg.go.jp/ncgg-kenkyu/documents/roken/rojinhokoku4_24.pdf, 2023年2月閲覧).
9) 葛谷雅文. "食べない老人"への対応. 日本老年医学会雑誌. 46 (1), 2009, 15-7.
10) Barker, LA. et al. Hospital malnutrition : prevalence, identification and impact on patients and the healthcare system. Int. J. Environ. Res. Public Health. 8 (2), 2011, 514-27.
11) 岡田俊彦ほか. マイクロバイオームと絶食：再摂食における消化管上皮細胞応答. 医学のあゆみ. 246 (13), 2013, 1084-8.
12) 日本老年医学会編. 高齢者の安全な薬物療法ガイドライン2015. (https://www.jpn-geriat-soc.or.jp/info/topics/pdf/20170808_01.pdf, 2023年2月閲覧).
13) 増田修三. 薬剤師の視点から. 静脈経腸栄養. 27 (3), 2012, 895-901.
14) 医療情報科学研究所編. "分布過程の相互作用". 薬が見える vol.4. 東京, メディックメディア, 2020, 205.
15) 菅野彊. "薬物のたん白結合率". 薬剤師のための『薬物動態学10の鉄則』. 京都, アドバンス・クリエイト, 2013, 17-20.
16) 豊島由香ほか. タンパク質栄養状態悪化による肝脂肪蓄積の機構. 生化学. 93 (1), 2021, 35-42.

4 低栄養の診断（判断）基準

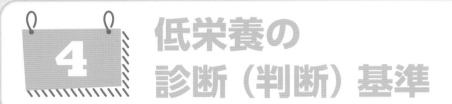

公益財団法人仙台市医療センター
仙台オープン病院診療支援部栄養管理室課長
門脇敦子 かどわき・あつこ

低栄養の判断基準

　低栄養状態は、健康状態の低下のほか、免疫能の低下、感染症への罹患、合併症の増加、創傷の治癒遅延、入院率の上昇、入院期間の長期化などをまねくことから、できるだけ早期に対象者の栄養状態を評価し、適切な栄養介入を行うことが求められます。近年、診療報酬に、栄養サポートチーム加算や栄養食事指導の対象者として、低栄養状態にある患者について「血中アルブミンが 3.0g/dL 以下である患者」と記されているため、単独の低栄養の指標として用いてよいという誤った認識が生じることが危惧されます。栄養状態の評価は、明確な単独の指標が存在しないため、複数の項目を組み合わせて多角的に行う必要があります。

　栄養評価は、一般的には栄養スクリーニング（nutrition screening）と栄養アセスメント（nutrition assessment）の 2 段階で示しますが、日本栄養士会では 2014 年 4 月より、「栄養管理プロセス（nutrition care process；NCP）」を導入し、栄養アセスメントを「栄養評価」と「栄養診断（nutrition diagnosis）」に分けて（**図**）[1]、「栄養評価」で行った項目一つひとつの栄養状態の評価を「栄養診断」で総合的に判定し、対象者の栄養問題をより明確にすることをめざしています。

栄養スクリーニング

　スクリーニング（screening）は、医療分野ではおおむね「対象者を選別する」という意味合いで使われます。栄養スクリーニングは、広い意味では初期段階の栄養評価となりますが、狭い意味では対象者を選別するためのプロセスとなります。すべての患者・入所者に行うことが基本で、できるだ

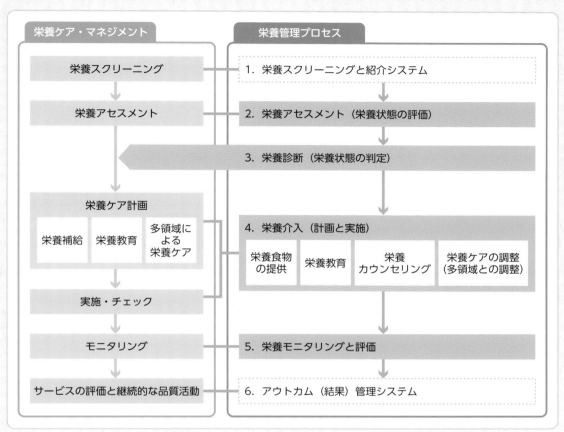

図　栄養ケア・マネジメントと栄養ケアプロセス（文献1より）

け早期に、特別な器具や侵襲を必要とせず、容易に入手できる指標を用いて行うことが推奨されています。また、「正確性」と「簡便性」を兼ね備えることから、明らかに低栄養である人を選別するだけではなく、低栄養のリスク・可能性がある人も含めて抽出します。

　栄養スクリーニングには、問診や簡便な身体所見を組み合わせたさまざまな栄養評価ツールが用いられています。それぞれ、対象者や評価項目が異なるため、これらのツールをスクリーニング、アセスメント、予後予測に分け、特徴を理解して使用することがすすめられています（表1）。

01 MNA®-SF

　MNA®-SF（mini nutritional assessment short-form、簡易栄養状態評価法）の対象は65歳以上の高齢者で、過去3ヵ月の食事量の減少、体重減少、病歴、BMIあるいはふくらはぎ周囲長に加え、高齢者特有の身体・精神症状に関する6つの項目を評価することでスクリーニングを行います。

表1 栄養評価ツールの評価項目

区分	名称	対象	体格	体重関連
スクリーニングツール (screening tool)	MNA®-SF	65歳以上の高齢者	BMI または ふくらはぎ周囲長	体重減少
	MUST	成人全般	BMI	体重減少
	MST	医療施設の成人患者		体重減少
	NRS-2002	医療施設の成人患者	BMI	体重減少
アセスメントツール (assessment tool)	SGA	成人全般		体重減少
	MNA® ※MNA®-SFに加え	65歳以上の高齢者	上腕周囲長・下腿周囲長	
予後予測 (risk index)	CONUT	医療施設の成人患者		
	GNRI	65歳以上の高齢者		理想体重比

回答にはスコアがそれぞれ設定されており、合計スコアによって栄養状態が判定されます。

02 MUST

　MUST（malnutrition universal screening tool）の対象は成人全般で、BMI、体重減少率、直近5日間以上の栄養摂取を障害する疾患の存在の3項目で栄養状態を判定します。回答にはそれぞれスコアが設定されており、合計スコアによって栄養障害の危険度が3段階で判定され、あわせて栄養管理方法が選択されます。

03 MST

　MST（malnutrition screening tool）の対象は医療施設の成人患者で、体重変化の有無と食欲低下の有無をスコア化し、合計スコアによってリスクが3段階で判定されます。リスクの程度によって、スクリーニングの頻度や栄養相談の実施時期を示しています。

04 NRS-2002

　NRS-2002（nutritional risk screening-2002）は、欧州臨床栄養代謝学会が考案した入院患者を対象とする栄養スクリーニングツールです。初期スクリーニング（initial screening）と最終スクリーニング（final screening）の2段階で評価します。初期スクリーニングでは、BMI、過去3ヵ月の体重減少、直近1週間の食事摂取量の減少、重篤な疾患のうち、一つでも該当するものがあれば、最終スクリーニングを実施します。最終スクリーニングは栄養障害スコアと疾患による侵襲スコアの2

食事関連	症状	身体機能	疾患	ストレス	そのほかの項目
食事摂取量の減少		自力歩行	急性疾患の有無		神経・精神的問題の有無
			急性疾患の有無		
食事摂取量の減少					
食事摂取量の減少			重篤な疾患の有無		疾患名
食事摂取の変化と内容	消化器症状	身体機能	初期診断	代謝亢進の程度	身体状況の測定
回数や内容		生活自立度	健康や栄養状態の自己評価	身体の痛み・皮膚潰瘍	処方の数
					血液・生化学検査
					生化学検査

項目で判定し、合計スコアが3を超える場合は、積極的な栄養補給が必須と判定されます。また、70歳以上の高齢者は＋1のスコアとなることも特徴です。

05 SGA（主観的包括的評価）

主観的包括的評価（subjective global assessment；SGA）は、現在も広く使用されている栄養アセスメントツールの一つです。対象は成人全般で、体重変化、食物摂取の変化、2週間以上続く消化器症状、身体機能、栄養必要量が増加する疾患といった病歴に関する項目と、皮下脂肪や筋肉の喪失、浮腫といった身体状況に関する項目から栄養状態を評価するツールです。身体状況は0～＋3の4段階で判定しますが、明確に基準は設けられていないため、評価者の主観で判定します。評価もスコアによる基準などはないため、評価者によるばらつきがないように教育が必要になります。

06 MNA®

MNA®（mini nutritional assessment）は、前述のMNA®-SFでスクリーニングを実施した後に、自立度や服薬状況、体の痛みなどの生活面、食事回数や摂取している食品および水分、食事介助などの栄養面、栄養や健康の状態に関する自己評価、身体計測値（上腕周囲長と下腿周囲長）の12項目を評価することでより詳細なアセスメント行います。MNA®-SFと同様に合計スコアで栄養状態を評価します。

07 CONUT

CONUT（controlling nutritional status）は、血液・生化学データが必要なため、おもに医療施設で使用されています。血清アルブミン値、総リンパ球数値、血清総コレステロール値をそれぞれスコア化し、合計スコアによって栄養状態を4段階で判定します。血清アルブミン値は栄養指標としては信頼性に欠けることは広く認識されていますが、たんぱく質代謝、脂質代謝、免疫能という異なる指標を用いることで、この問題を解消しているといわれています。

08 GNRI

GNRI（geriatric nutritional risk index）の対象は65歳以上の高齢者で、合併症の発症率や死亡率を予測する指標で、2005年に発表されました。血清アルブミン値（Alb）、現体重と理想体重の比（BW/IBW）の2項目を計算式「14.89 × Alb（g/dL）＋ 41.7 ×（BW/IBW）」にあてはめて算出し、その数値によって4段階で判定します。

09 そのほか

BMIをはじめとする体格指数や小児の成長曲線などは、単独でスクリーニングが可能です。そのほかには、入院患者のみならず外来患者にも用いられて、有効性が報告されているSNAQ（short nutritional assessment questionnaire）や、新しく考案されている入院患者の栄養失調判定のためのGMS（graz malnutrition screening）などもあります。

また、2018年に世界規模で発表されたGLIM criteriaは、栄養スクリーニングツールでの評価後に実施される低栄養の診断基準で、重症度や炎症に関連する4つの病因別に低栄養を分類することができます（**19ページ参照**）。

栄養アセスメント

栄養アセスメントでは、栄養スクリーニングによって抽出された対象者について、栄養が関係する問題とその原因となるデータを取得し、それぞれを特定の基準と比較することで、その重大性を客観的に評価します。比較基準がないデータに対しては主観的な評価を行います。栄養評価をする際には、①食物・栄養に関連した履歴（食事調査）、②身体計測、③生理・生化学検査、④栄養に焦点をあてた身体所見（臨床兆候）に加え、NCPでは⑤個人履歴の5領域を基本に考えることをすすめています。

01 食物・栄養に関連した履歴（食事調査）

食物・栄養素の摂取状況、現在あるいは過去の治療食の指示と実施状況、食環境、薬剤やサプリメントなどの服用、食物や栄養に関する知識や考え方、食事の準備や摂取を行う身体能力および認識能

表2 改定日本版 CHS 基準（改定 J-CHS 基準）

項目	評価基準
体重減少	6 ヵ月で、2kg 以上の（意図しない）体重減少 （基本チェックリスト # 11）
筋力低下	握力：男性＜ 28kg、女性＜ 18kg
疲労感	（ここ 2 週間）わけもなく疲れたような感じがする （基本チェックリスト # 25）
歩行速度	通常歩行速度＜ 1.0m/ 秒
身体活動	①軽い運動・体操をしていますか？ ②定期的な運動・スポーツをしていますか？ 上記の 2 つのいずれも「週に 1 回もしていない」と回答

3 項目以上に該当：フレイル、1 ～ 2 項目に該当：プレフレイル、該当なし：ロバスト（健常）
（編集主幹：荒井秀典　編集：長寿医療研究開発費事業（27-23）『フレイル診療ガイド 2018 年版』，
ライフ・サイエンス，2018，p5 より転載）（文献 3 の改定を反映）

力などに関する評価をします。

02 身体計測

　身体計測は、人体の構成成分を簡易的に知ることができる評価項目で、そこから、エネルギー、脂質、たんぱく質、カルシウム、水分などの貯蔵状態が評価できます。もっとも一般的に用いられるのは身長と体重です。体重は、理想体重比（% IBW）や体格指数（BMI）といった集団と比較することによる評価の指標と、健常時体重との変化（% UBW）や体重減少率とその変化期間といった対象者個人の変化による評価の指標があります。ただし体重は、骨格、筋肉、体脂肪、水分、臓器、血液など、体を構成する成分すべての総和のため、ほかの身体計測法で、何が変化しているのかを確認する必要があります。

　体組成計といわれるものは 2 種類あります。一般的に普及している生体電気インピーダンス法（bioelectrical impedance analysis；BIA）は電気抵抗値を測定しているもので、その値を回帰式にあてはめて算出した推定値で示しています。二重エネルギー X 線吸収測定法（dual energy X-ray absorptiometry；DXA）は、筋肉量、脂肪量が定量できるほか、骨塩量や骨密度なども測定できます。このような機材がないときは、メジャーとキャリパーがあれば、上腕三頭筋皮下脂肪厚で体脂肪量を、上腕筋囲で筋肉量を推定することができます。また、近年フレイルの診断基準（**表2**）[2, 3]として、筋力の評価に握力が用いられています。

03 生理・生化学検査

　生理・生化学検査は、尿・便および血液中の栄養に関連した成分を測定することで、栄養素の合成や分解・貯蔵、代謝障害の状態が評価できます。ただし、疾患や対象者の身体状態の影響を受けるため、摂取栄養量をあわせて評価する必要があります。

04 栄養に焦点をあてた身体所見（臨床兆候）

　栄養に関連する身体的特徴を「視る」「聴く」「触る」などの方法で客観的に評価します。指標として、総合的外見、四肢、筋肉、骨格、皮下脂肪、口、目、皮膚、毛髪、爪などがあります。

05 個人履歴

　年齢、性別、職業、身体障害などの個人情報、医療的治療や処置、社会経済的要因、生活状況、社会・医療の支援などの指標も、栄養状態に大きく影響するため、評価が必要になります。

栄養診断

　栄養診断とは、NCP における栄養評価と栄養介入の中間に位置し、栄養評価をもとに患者や入所者の栄養状態を診断することです。また、栄養介入により解決・改善すべき課題を明確化することでもあります。栄養評価で各種のデータが個別に評価されたものを、総合的に評価・判定することが栄養診断になります。

　栄養診断は次の 7 つのステップを用いてすすめます。①栄養評価で得られた各種検査データ測定値と基準値を比較し、体の兆候・症状を含めて評価します。②栄養評価で得られた栄養素摂取（補給）量と必要栄養素量を比較して、栄養素摂取（補給）量の過不足を評価します。③栄養評価で得られた問題となっている各種検査データや兆候・症状と栄養素摂取（補給）量の過不足との関係を検証し、明確にします。④必要栄養素量と栄養素摂取（補給）量の評価で得られた栄養素の過不足が生じている根本的な原因や要因を明確にします。⑤栄養評価で得られた各種検査データや身体の兆候・症状、栄養素過不足の原因や要因などの結果を総合的に判定し、栄養診断コードを確定します。⑥栄養管理記録のアセスメント欄に、PES（problem related to etiology as evidenced by signs and symptoms）報告を記載して栄養状態の判定根拠を明確に示します。⑦栄養管理記録の計画欄に、PES 報告を根拠として、栄養素の過不足が生じている根本的な原因に対する栄養介入計画を記載して、実際に対象者への栄養介入をはじめることができます。

引用・参考文献

1）公益財団法人日本栄養士会. 栄養管理の国際基準を学ぶ.（https://www.dietitian.or.jp/career/ncp/, 2020 年 6 月閲覧）.

2）荒井秀典ほか編."フレイルをどのように診断するか？". フレイル診療ガイド 2018 年版. 東京, ライフ・サイエンス, 2018, 4-8.

3）Satake, S. et al. The revised Japanese version of the Cardiovascular Health Study criteria（revised J-CHS criteria）. Geriatr. Gerontol. Int. 20（10）, 2020, 992-3.

4）公益財団法人日本栄養士会監訳. 国際標準化のための：栄養ケアプロセス用語マニュアル. 東京, 第一出版, 2012, 386p.

5）木戸康博ほか編. 栄養管理プロセス. 公益財団法人日本栄養士会監修. 東京, 第一出版, 2018, 292p.

6）日本静脈経腸栄養学会編."栄養サポートチーム（NST）". 静脈経腸栄養ガイドライン 第 3 版：静脈・経腸栄養を適正に実施するためのガイドライン. 東京, 照林社, 2013, 133-7.

7）門脇敦子. 低栄養の判断基準. ニュートリションケア. 13（8）, 2020, 715-20.

MEMO

低栄養患者の
栄養療法

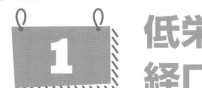

1 低栄養患者に対する経口摂取以外の選択

特定医療法人財団松圓会東葛クリニック病院
栄養部・マーケティング戦略室／
一般社団法人松戸市医師会
松戸市在宅医療・介護連携支援センター
髙﨑美幸 たかさき・みゆき

低栄養患者に対する栄養介入

　低栄養患者に対する経口摂取以外の選択を考えるにあたり、「なぜ、低栄養患者に栄養介入するのか？」という問いに答えをみつけておこうと思います。

　低栄養（とくに高齢者において）は、治癒率、合併症の程度、合併症発症率、死亡率、入院期間、身体機能へ悪影響を与え、免疫機能低下から生命予後を左右する感染症をひき起こすこともあります[1]。このような低栄養による有害事象は、栄養療法の介入により改善に効果があるとされています。また低栄養の場合、栄養改善により、日常生活動作（activities of daily living；ADL）や嚥下機能が有意に改善することが報告されています[2〜4]。低栄養患者への栄養介入は、対象者の栄養改善のみならず、結果的に入院期間の短縮や総医療費の節減にもつながり、社会的にも費用対効果の高い医療です。同じ低栄養でも、終末期や生活機能の改善が困難と予測される場合は、栄養介入の目的が異なります。本稿では、低栄養を改善する目的の経口摂取以外の選択について考えることとします。

栄養療法のあり方

　栄養療法は、人間にもともと備わっている自己回復力を高め、健康状態を改善することを目的として、必要なエネルギーや栄養素の量と質を適切な方法で補給する治療法です。低栄養の治療のためには、攻めの栄養療法が用いられ、運動療法と併用するとより効果的です。攻めの栄養療法を実践するには、評価とゴール設定が重要であり、リハビリテーション（以下リハ）栄養の考え方に沿いながら、

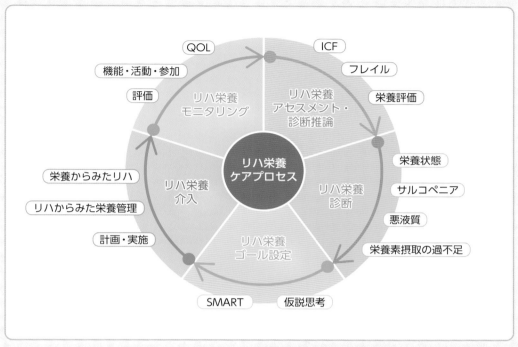

図1　リハビリテーション栄養ケアプロセス（文献5より）

リハ栄養ケアプロセスを用いることが推奨されます（**図1**）[5]。

　低栄養を改善しようとする場合、現体重を維持するエネルギー量をとるだけでなく、目標体重に到達するためのエネルギーを追加できるような栄養ケアプランを立案していきます。攻めの栄養療法[6]を行い、低栄養を改善することによって、生活機能の改善や生活の質（quality of life；QOL）の向上という本来のゴールにつながります。ここまでくると、冒頭の問いの答えにたどり着けると思います。

栄養介入の選択肢

　低栄養の入口で、「食欲の低下」「食事が食べにくい（咀嚼・嚥下機能の低下）」などの理由から食事量が減るということが起こります。低栄養は予防が大事です。低栄養を入口の段階でみつけて・気づいて、対応することで、悪くならずに済むケースが多々あります。

　しかし現実には、早期の段階では本人も周りもなかなか気づけないものです。「年だから仕方がな

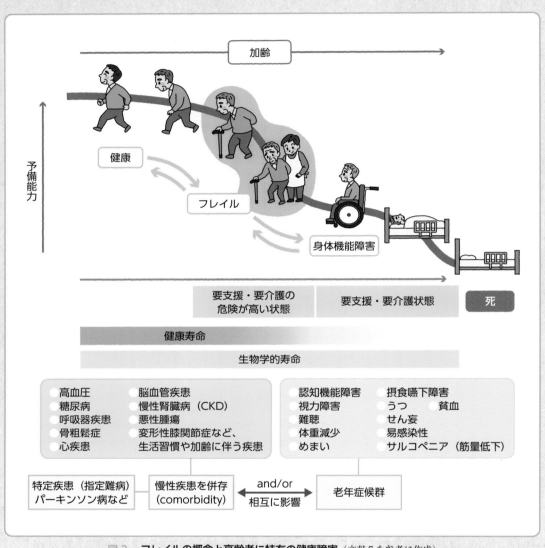

図2 **フレイルの概念と高齢者に特有の健康障害**（文献7を参考に作成）

い」と放置していると、次第に体を動かすためのエネルギーや筋肉、皮膚、内臓をつくるたんぱく質が不足して、低栄養やフレイル（**図2**）に進行します[7]。フレイル高齢者は、サルコペニアの摂食嚥下障害になりやすいといわれています。

　サルコペニアの嚥下障害の増加を背景に、日本摂食嚥下リハビリテーション学会、日本サルコペニア・フレイル学会、日本リハビリテーション栄養学会、日本嚥下医学会の4学会から「サルコペニア

と摂食嚥下障害4学会合同ポジションペーパー」[8]が2018年に出されています。本稿では詳細に言及しませんが、治療法として摂食嚥下リハと栄養改善を併用することが重要です。経口摂取と十分な栄養量の確保が、サルコペニアの摂食嚥下障害患者の改善の要になります。嚥下機能評価を行い、適切な栄養量と食形態の食事を提供することが、口腔機能や摂食嚥下機能の維持と改善につながります。

　しかしながら、経口摂取だけでは必要栄養量を確保できない場合もあります。少量であっても経口摂取を行うことが嚥下機能の改善には重要ですが、不十分な栄養量の経口摂取を続けることで結果的に低栄養が進行し、全身の筋肉および嚥下筋のさらなる低下をまねいてしまいます。経口摂取のみにこだわりすぎることは、長い目でみると、その人の食べる機能の改善を遅らせ、ADL改善の機会を奪うことになりかねません。経口摂取が不可能または不十分な場合には、十分な栄養補給のできる非経口栄養法を取り入れることで、経口摂取の再獲得につながる可能性が高まります[9]。

　低栄養患者への栄養補給の介入では、攻めの栄養療法で用いる手法が役に立ちます。第1段階は普通の食事、第2段階に食事強化（少量高栄養などの調理の工夫）、経口的栄養補助（oral nutritional supplement；ONS）、栄養補助食品の利用や食事時間以外での栄養補給（リハ、入浴後の補食・間食など）を行います。できる策をすべて行っても安全かつ十分に栄養量が満たせない場合、消化管が機能していれば、経腸栄養を利用した攻めの栄養療法を行います。

　攻めの栄養療法を行ううえで、経腸栄養の実施をポジティブなイメージに変えるような、栄養管理を行う側からのはたらきかけが重要になります。患者・家族のなかには、経鼻胃管栄養や胃瘻での栄養補給を嫌がる方もいます。そのときに「はい。そうですか」と引き下がるのと、「また自分の口で食べるために必要です」と説明したうえで低栄養を改善するのでは、予後が異なることを忘れてはなりません。

　また、経腸栄養による十分な栄養補給ができない場合には静脈栄養との併用も検討します。消化管が機能していない場合は、静脈栄養の選択となりますが、この場合も管理栄養士として、投与されているエネルギー、アミノ酸、脂肪、水分量などの栄養組成に目を配る必要があります。長期間の末梢静脈栄養管理では必要栄養量を充足することはできません。口からの摂取にこだわる大前提として、不足が生じる場合には非経口栄養療法を適切にとり入れ、必要栄養量を確保するようにします。

介入時の落とし穴

　非経口栄養療法を行う際には、経腸栄養法および静脈栄養法の機械的合併症、代謝関連合併症、消

> ＊下記の項目を 1 つ以上満たす患者
> ・BMl が 16kg/m^2 未満
> ・過去 3 〜 6 ヵ月で 15%以上の意図しない体重減少
> ・10 日間以上の絶食
> ・再摂食前の低カリウム血症、低リン血症、低マグネシウム血症
> または
> ＊下記の項目を 2 つ以上満たす患者
> ・BMl が 18.5kg/m^2 未満
> ・過去 3 〜 6 ヵ月で 10%以上の意図しない体重減少
> ・5 日間以上の絶食
> ・アルコール依存の既往または次の薬剤の使用歴がある
> 　：インスリン、化学療法、制酸薬、利尿薬

図3　リフィーディング症候群の高リスク患者（文献 11 より）

とくに体格指数（body mass index；BMI）が 14kg/m^2 未満または 15 日間以上の絶食あるいはそれに近い状態がある場合には重度の高リスク患者と考えられる。低栄養状態にある患者としては、神経性無食欲症、担がん患者、低栄養の高齢者、胃バイパス術後、手術後患者、アルコール中毒など。

化管合併症などに注意を払う必要があります。

　とくに、低栄養患者への積極的な非経口栄養療法では、リフィーディング症候群（refeeding syndrome）[10] が起こらないように段階的な栄養投与を行う必要があります。

　リフィーディング症候群とは、慢性的な栄養不良状態が続き高度の低栄養状態にある患者（**図3**）[11] に対し、短期間に大量の栄養投与を行った場合に起こる重篤な合併症です（**図4**）。心不全、不整脈、呼吸不全、意識障害、けいれん発作、四肢麻痺、運動失調、横紋筋融解、尿細管壊死、溶血性貧血、高血糖あるいは低血糖発作、敗血症、肝機能異常、消化管機能異常などの多彩な臨床像を示し、心停止を含む致死的合併症による死亡例も報告されています。経口摂取でもリフィーディング症候群が起こることはありますが、低栄養患者の場合、経口からいきなり十分量の食事をとれることはまれで、患者側のブレーキがかかります。しかし、非経口栄養療法では、計算上の栄養量をいきなり投与することが可能となるので、栄養管理側の十分な配慮が必要となります（**図5**）[10]。

低栄養改善の本当のゴール

　管理栄養士・栄養士の業務は、生活習慣病を予防・治療するための過栄養へのアプローチから、栄養サポートチーム（nutrition support team；NST）が日本に紹介された 1998 年以降、低栄養改善

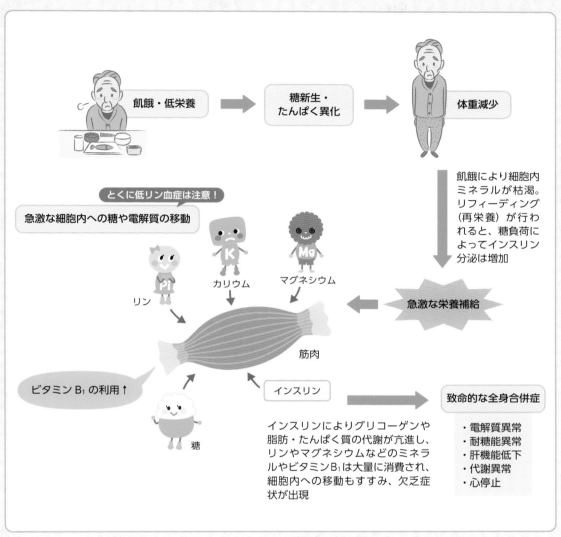

図4　リフィーディング症候群の病態

へと広がってきました。高齢者人口の割合は、2040年には35％を超えるといわれています。高齢者は、咀嚼力の低下、嚥下障害などを伴いやすく、摂食量の低下から、低栄養に陥りやすくなります。高齢者の低栄養に早く気づき、改善するために食事の工夫が望ましいことは間違いありません。しかし、経口から十分な摂取が望めない場合でも、攻めの栄養療法を行えば改善できる見込みがあるときは、時期を逃さず、経腸栄養・経静脈栄養を適切に行うことが重要です。低栄養改善の本当のゴール

リスクのある患者

電解質、心機能、腎機能、肝機能などの評価
カリウム、カルシウム、リン酸塩、マグネシウムのチェック

栄養投与開始前に、ビタミン B₁ 200 ～ 300mg を 1 日 1 回経口投与、ビタミン B 含有製剤 1 ～ 2 錠を 1 日 3 回（または経静脈的ビタミンの投与）マルチビタミンや微量元素のサプリメントを 1 日 1 回投与

栄養投与開始前に、ビタミン B_1 200 ～ 300mg を 1 日 1 回経口投与、ビタミン B 含有製剤 1 ～ 2 錠を 1 日 3 回（または経静脈的ビタミンの投与）マルチビタミンや微量元素のサプリメントを 1 日 1 回投与

・投与開始 約 10kcal/kg/ 日※
・4 ～ 7 日かけてゆっくりと投与量を増加

水分補給を慎重に行い、カリウム（2 ～ 4mEq/kg/ 日）、リン酸塩（0.3 ～ 0.6mmol/kg/ 日）、カルシウム、およびマグネシウムの補給および／または適正量を補給（0.2mmol/kg/ 日を静脈内または 0.4mmol/kg/ 日を経口投与）

最初の 2 週間はカリウム、リン酸塩、カルシウム、マグネシウムをモニタリングし、必要に応じて治療を修正

図 5　リフィーディング症候群予防のための栄養投与（文献 10 より改変）
※重度の栄養不良の場合（例：BMI が＜ 14kg/m² 未満または摂取が 15 日以上の絶食あるいはそれに近い状態がある場合）は、最大 5.0kcal/kg/ 日で投与を開始する。

は、生活機能・QOL の改善から、できることが増えて、自然に笑顔があふれるハッピーな人生、"Enjoyment of life" です。

引用・参考文献

1）葛谷雅文. 高齢者の栄養評価と低栄養の対策. 日本老年医学会雑誌. 40（3）, 2003, 199-203.
2）Nishioka, S. et al. Nutritional improvement correlates with recovery of activities of daily living among malnourished elderly stroke patients in the convalescent stage : a cross-sectional study. J. Acad. Nutr. Diet. 116（5）, 2016, 837-43.
3）Nishioka, S. et al. Nutritional status changes and activities of daily living after hip fracture in convalescent rehabilitation units : a retrospective observational cohort study from the japan rehabilitation nutrition database. J. Acad. Nutr. Diet. 118（7）, 2018, 1270-6.
4）Uno, C. et al. Nutritional status change and activities of daily living in elderly pneumonia patients admitted to

acute care hospital : A retrospective cohort study from the Japan Rehabilitation Nutrition Database. Nutrition. 71, 2020, 110613.

5）西岡心大. リハビリテーション栄養ケアプロセス. リハビリテーション栄養. 1（1），2017，17-21.

6）小蔵要司. "「攻めの栄養療法」とは：リハビリテーション栄養の考え方". 「攻めの栄養療法」実践マニュアル. 若林秀隆ほか編. 東京，中外医学社，2019，2-7.

7）厚生労働省. 後期高齢者医療制度の保健事業等及び高齢者の保健事業と介護予防の一体的な実施について.（https://www.mhlw.go.jp/content/ 12600000/000526354.pdf，2020 年 6 月閲覧）.

8）Fujishima, I. et al. Sarcopenia and dysphagia : position paper by four professional organizations. Geriatr. Gerontol. Int. 19（2），2019，91-7.

9）Wakabayashi, H. et al. Diagnosis and treatment of sarcopenic dysphagia : A scoping review. Dysphagia. 36（3），2021，523-31.

10）Mehanna, H. et al. Refeeding Syndrome：Awareness, Prevention and Management. Head Neck Oncol. 2009, 1-4.

11）National Institute for Health and Clinical Excellence. Nutrition Support for Adults : Oral Nutrition Support, Enteral Tube Feeding and Parenteral Nutrition. London, National Collaborating Centre for Acute Care. 2006.

12）髙﨑美幸. 低栄養患者に対する経口摂取以外の選択. ニュートリションケア. 13（8），2020，721-7.

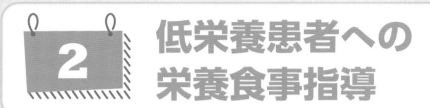

2 低栄養患者への栄養食事指導

医療法人社団いばらき会いばらき診療所管理栄養士
古賀奈保子 こが・なほこ

管理栄養士に求められること

　低栄養状態を改善して良好な状態を維持することは、人間が健康に生きるための基礎となります。低栄養状態に対する栄養食事指導は、入院患者や通院患者ならびに自宅療養中の患者に対して、診療報酬、介護報酬で算定することが可能です。また、さまざまな疾患に対する栄養食事指導を行う場合でも、低栄養状態を改善したうえで実施されることにより、治療効果が上がることが期待されます。

　低栄養状態の患者は、おのおのの身体状況や低栄養状態の程度が異なり、生活環境や食事摂取状況などもさまざまです。そして、低栄養状態は高齢者に多くみられることから、食事の準備は介護者である家族や施設職員、訪問介護士などの関連職種が行い、食事内容や摂取状況を把握していることが多いです。したがって管理栄養士は、患者本人だけでなく、幅広く高齢者の食事にかかわる者に対して、それぞれに適した食や栄養の支援を行うことが求められます。

低栄養状態に対する栄養アセスメント

　対象者は、低栄養状態になった経過や疾患、身体状況、生活環境、食事摂取状況などがそれぞれ異なります。効果的な栄養食事指導のためには栄養アセスメントを十分に行い、対象者の状況を的確に把握することが重要です。低栄養状態になった過程は、身体的・精神的理由、生活環境などもかかわるため、単に不足するエネルギーを補給すればよいわけではありません。事前に診療カルテや患者情報、担当医師や看護師などの関連職種から対象者に関する情報を聴取するなどして、対象者を想像して準備をしておくと、指導当日に実施すべきアセスメント事項を把握しやすくなります。得られたア

セスメントの結果から、「何を、いつ、どのように、誰が食事の準備をするか」など、優先順位をつけ、実行可能な方法を対象者と相談します。

01▷ 既往歴と現病歴の確認

　低栄養患者の既往歴と現病歴を確認することで、低栄養状態になった原因を確認します。低栄養状態は、急性なのか慢性的に起こった状況なのかによって、支援方法が異なります。たとえば、消化器疾患の手術直後や肺炎・感染症の罹患後など急性の低栄養状態である場合は、炎症が治まれば栄養状態が改善してくることも多いです。そのため、脱水状態に注視することを優先し、あわてて高エネルギー補給をせず、担当医師らと相談して経過観察することもあります。

　または低栄養状態にあるものの、以前糖尿病や脂質異常症を指摘されて、当時受けた制限食の指導を継続してきたため、摂取量を増やすことに不安を感じて制限を継続してしまう場合もあります。いずれにせよ、低栄養状態の改善にはさまざまな要因が関連するため、単発でなく長期的な栄養管理が望まれます。

02▷ 食事摂取量の確認

　入院中や入所中の食事は、必要な摂取エネルギー量を算出して提供しているため、喫食率を確認し、残食した場合はそれをどのように補足するかを検討します。

　一方、外来や在宅での栄養食事指導の場合は、まずは対象者が実際に「何を」「どれくらい」摂取しているかを確認します。できれば食事記録表の記載や食事写真を撮ってもらうことが望まれます。そして、それらをみながら、現状より少しでもエネルギーを補給できる方法がないかを対象者らと相談し、無理なく継続しやすい栄養ケア計画を立てます。「必要エネルギー量を100％確保することが目標」とならないように留意します。

03▷ 生活環境・食事摂取状況の確認

　対象者が「何を」「どれくらい」摂取しているかを調べる際、食事記録からの食事調査とともに、対象者がどのような環境で生活・食事しているのかを確認しておくことも必要です。

　食事時間や回数、食料の調達や調理、配膳といった食事の準備を患者本人だけでなく介護者などが担当している場合は、全員に栄養療法の必要性を認識してもらい、協力してもらう必要があります。そのため、診療カルテや患者情報、関連職種などから、患者本人と介護者の関係や介護力、家族環境、経済状況について事前に情報収集しておくことが大切です。また、調理担当者や食料調達法などの食事の準備に関する内容と、食事摂取状況（場所、食事姿勢、介助の有無、使用食器など）についてもアセスメントしておくことが、実行可能な栄養ケア計画につながります。

食事は人生の大きな楽しみでもあります。よって、低栄養状態の改善のために摂取エネルギー量を増やす場合も、「楽しくおいしく食べる」ことを忘れてはなりません。そのためには、患者が大切にしている食習慣を尊重すべきです。たとえば、朝が苦手で長年1日2食で過ごしている患者に、「起床時間を早めて3食とりましょう」と指導したり、「〇〇を食べたらお腹が痛くなる」など、根拠のない思い込みがある場合でも、強く否定したり無理にすすめたりしないようにしましょう。

低栄養患者への栄養ケア内容と栄養相談で気をつけること

01▷ 栄養療法に消極的な対象者への対応方法

対象者は「栄養食事指導を受けるようになると、食べたくないものを無理して食べなければならない」「調理時はきちんと計量して、いつも品数を多くつくらなければならなくなる」など、栄養食事指導自体に抵抗や不安を感じている場合があります。さらに、「高齢者は栄養が足りなくなるのはあたり前」「残り少ない人生だから、栄養は気にしない」など、栄養療法に消極的な患者や介護者もいます。その場合は、管理栄養士だけで対応せず、栄養食事指導の指示を出した医師にその旨を報告・相談し、医師から患者本人や家族に対して、あらためて栄養療法の必要性を説明してもらうことがすすめられます。

また、介護者のなかには「栄養食事指導の内容は面倒くさい」「ほかの介護がたいへんなのに、これ以上食事に手をかけることはできない」など、食事のしたくや介助に負担を感じている人もいます。管理栄養士は、栄養食事指導とは、①食事の負担軽減も支援に含まれ、②食事の楽しみを奪うものではなく、楽しくおいしく食べるために、ともに相談して実施されるものであることを伝え、誤解を解くように努める必要があります。管理栄養士はこのことを忘れず、個々人に適切な栄養ケア内容を計画・提案することが望まれます。そのためには、前述の栄養アセスメントを十分に行い、的確な栄養評価を実施することが必要です。

02▷ 栄養療法の目的

低栄養患者への栄養療法の目的は栄養状態の改善にありますが、他疾患の栄養療法と同様に、対象者やその介護者の生活の質（quality of life；QOL）の向上がいちばん大切です。けっして「必要エネルギー量の食事を完食すること」ではない点を忘れないようにしなければなりません。たとえば、100％充足できなくても以前より褥瘡が縮小してきたり、食事にかかる時間が短くなったり、排便状況が改善したりなど、身体状況の改善を期待することは可能です。食事摂取量や食事内容など食物か

らの指標ばかりでなく、対象者の身体状況の変化にも注視することが重要です。

03 ▶ 栄養補助食品・介護食品・配食サービスの情報提供

　エネルギー摂取量の増加が必要であっても、嗜好やアレルギー、自歯欠損や義歯装着の不具合などによる咀嚼力や嚥下反射能力の低下、精神的問題などから、通常配膳している食事を増量したり内容を変更したりすることが困難な場合も多くみられます。

　一方、家族などの介護者は、もっと食べてほしいと思っているものの、本人が食べてくれず不安を感じていたり、介護者が食料調達や食事づくりに介護負担を強く感じている場合があります。このような状況では、一般食品のみでは不足状態が続いてしまい、患者本人も介護者も食や栄養の支援に負担を感じてしまいます。このような場合は、不足する栄養素の補助食品や、少量で栄養価が高い栄養補助食品、調理の手間が省略できる介護食品、配食サービスなどに関する情報提供を行います。その際も、対象者の経済的負担が増えることを確認して、適切な情報提供を行うなどの配慮も必要です。

引用・参考文献

1）古賀奈保子. 在宅療養高齢者の栄養問題と介護者の介護負担感に関する研究. 日本在宅栄養管理学会誌. 7 (2), 2021, 77-86.
2）清水幸子ほか. 高齢者のための栄養ケア・マネジメント事例集：施設別栄養ケア計画書作成事例 50. 東京, 日本医療企画, 2008, 160p.

3 低栄養について多職種との情報共有

日本大学短期大学食物栄養学科非常勤講師
杉山清子 すぎやま・きよこ

低栄養とは

　低栄養とは、食欲の低下やかむ力が弱くなるなどの口腔機能の低下により、食事が食べにくくなるといった理由から徐々に食事量が減り、身体を動かすために必要なエネルギーや筋肉、皮膚、内臓など体をつくるたんぱく質などの栄養が不足している状態のことをいいます[1]。低栄養に伴う問題としては、①免疫機能が低下し感染症などの病気にかかりやすい、②病気になると回復しにくい、③褥瘡ができやすく治りにくい、④日常生活動作（activities of daily living；ADL）が低下する、⑤生活の質（quality of life；QOL）が低下する、などがあげられます。つまり、食べることは生きることにつながっているのです。

　低栄養に関する多職種との情報共有は多岐にわたりますが、本稿では、おもに口腔機能管理における静岡県三島市、駿東郡、田方郡の取り組みについて紹介します。

低栄養の予防・改善と口腔機能管理

01 低栄養の予防・改善には口腔機能管理が重要

　口腔機能が低下すると、食事がかめなくなるため、やわらかいものばかり食べるようになり、歯ごたえのある肉や繊維質の多い野菜などを避けるようになります。栄養が偏って各種栄養素が不足状態となり、その結果、筋肉量が減少し、身体機能も低下します。そうすると、必然的に活動量が減り、お腹があまり減らずにさらに食事量が減り、食欲が低下するといった悪循環が生じます（**図1**）[2]。

　また、免疫機能が低下するとさまざまな病気にかかりやすくなり、寝たきりにつながることもあり

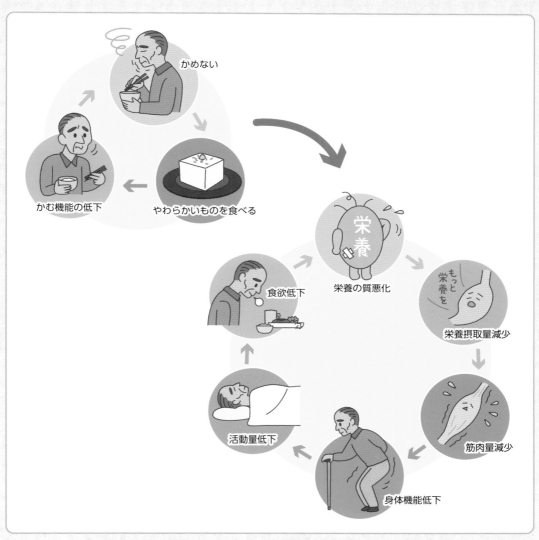

図 1 咀嚼機能の低下による栄養・身体機能への影響（文献 2 を参考に作成）

ます。低栄養の予防・改善には、まず適切な口腔機能管理が必要となります。

02 食べられる口をつくる

　私たちは口から食物を摂取し、咀嚼して口のなかで味わい、おいしさを感じます。食事は意欲と気力をもたらしてくれます。しかし、食物が最初に入る口の機能がしっかりしていないと咀嚼ができず、味わうこともできず、QOL を低下させることになります。低栄養を予防するなかで「食べられる口

表 摂食嚥下にかかわる多職種の職域（文献3より改変）

職種名（訪問も）	
医師	全身管理、リスク管理、検査、訓練指示、ゴール・治療方針の最終決定、病状・治療方針の説明と同意
歯科医師	検査、う蝕・歯周病など口腔の疾患治療、義歯の調整、装置の作製など
薬剤師	調剤、嚥下しやすい薬剤の調整、薬効の説明
看護師	バイタルサイン測定、薬の投与、点滴・経管栄養・気切カニューレ管理、口腔ケア、食事介助、摂食嚥下訓練、精神的サポート、家族指導
理学療法士	頸部・体幹訓練、体力アップ、一般運動療法、肺理学療法、摂食訓練
作業療法士	失認・失行評価と治療、姿勢、上肢の訓練と使い方、食器の工夫、自助具、摂食訓練
言語聴覚士	口腔機能訓練、基礎訓練、摂食嚥下訓練、構音訓練、高次脳機能評価と治療
歯科衛生士	専門的口腔ケア、口腔衛生管理、摂食嚥下訓練
管理栄養士・栄養士	嚥下調整食供給、エネルギー・水分など栄養管理、嚥下調整食のつくり方の指導・紹介
看護助手	口腔ケア、食事介助
介護職員	口腔ケア、食事介助
介護者（家族）	口腔ケア、食事介助、精神的サポート
医療ソーシャルワーカー	環境調整、関係調整、社会資源調整

をつくる」ことは、たいへん重要です。しかし、管理栄養士だけで低栄養を予防するのはとてもむずかしいことです。

　「食べられる口をつくる」を実現するためには、まず、歯科医師、歯科衛生士による専門的な口腔ケア、義歯の調整、口腔衛生管理が必要です。食形態を評価・指示する医師、言語聴覚士も欠かせません。管理栄養士はその評価をもとに、食形態を考慮した嚥下調整食を提供する必要があります。管理栄養士の役割には、家族への嚥下調整食のつくり方の指導も含まれます。そして、看護師、介護職員による適切な食事介助も重要です。つまり、一口に「食べられる口をつくる」といっても、多数の職種がかかわっているのです（**表**）[3]。

口腔ケアを多職種協働で支える口腔ケアネットワークの取り組み

　介護を必要とする人々が、住み慣れた地域で適切な保健福祉サービスを受けることができるような

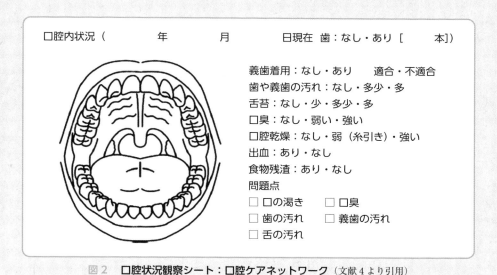

図2　口腔状況観察シート：口腔ケアネットワーク（文献4より引用）

社会支援の確立をめざし、2005年、静岡県三島市、駿東郡、田方郡において、口腔ケアに関する情報収集、意見交換、提言および多職種間の連携を有機的に行うために「口腔ケアネットワーク」を立ち上げました。誤嚥性肺炎の予防をはじめとした要介護者のQOL向上を図ることを目的に、現在、年3回の研修会を行っています。また、隔年でシンポジウムを開催しています。口腔ケアや口腔リハビリテーションを定期的に行うことで、要介護者の嚥下機能が改善し、食事も食べられるようになることで栄養改善につながります。また、誤嚥性肺炎の予防により、QOLが向上します。口腔ケアネットワークでは、症例検討や講師を招聘しての講演会を実施し、口腔ケアの重要性の周知を図るための広報活動なども行っています。

　安全に安心して食事が「食べられる口をつくる」には、先述のように専門職の介入が欠かせませんが、地域で顔の見える連携・協働を図ることで、共通の価値観をもつことができます。そのため、口腔ケアネットワークでは、歯科専門職以外でも口腔状況が簡易的に観察できるシートを作成しました（**図2**）[4]。口腔状態の情報を共有することで異変に早く気づき、専門職へつなげることができます。

　今後の活動の指針とするため、口腔ケアネットワークが開催する各種研修会や講演会、シンポジウムなどを活用し、出席している会員に対して、入会の目的、入会前後での意識の変化、業務への取り組みの変化などについてアンケート調査を実施しました。結果は「参加後の意識に変化があった」86.4%、「業務の取り組み方に変化があった」72.7%というものでした[4]。ほとんどの会員が口腔ケアの重要性、多職種協働の必要性を認識し、それを日常業務に反映させようとしていることが明らか

になりました。また、自身の業務改善に意欲的であることもわかりました。これらのことが、長年、ネットワーク活動が継続できている要因だと考えます。

高齢者を支える専門職向けの低栄養予防・改善の啓発

　静岡県では、ケアマネジャー、訪問看護師、訪問介護職員など、看護・介護関係者向けに『食べるからつながる食支援ガイド～地域の高齢者を多職種で連携して支えるために～』[5] という冊子を作成しています。在宅で暮らす高齢者を支える専門職が高齢者の変化に気づき、多職種での連携・協働による低栄養改善・予防に向けた適切な対応をするために必要な内容を盛り込んでいます。

　本冊子は、低栄養について「知る」「見つける」「つなぐ」「ふせぐ」という4つの章と事例・資料で構成されています。低栄養への対策がなぜ必要なのか、低栄養かもしれないと気づくこと、在宅高齢者の食を支える多職種の存在を知ること、何よりも低栄養予防の重要性について述べられています。

地域住民への低栄養予防・改善の啓発

　高齢者の健康課題解決や生活機能の改善については、医療保険制度（国民健康保険、後期高齢者医療制度など）に基づく保健事業と、介護保険制度に基づく介護予防事業が、それぞれの制度および年齢によって実施され、事業の連携が図れていないことなどが課題となっています。

　静岡県栄養士会では、静岡県健康増進課委託事業の一環として、2020（令和2）年度より介護予防推進指導者育成研修がスタートしました。市町において高齢者の保健事業と介護予防の一体的実施の事業をすすめるため、口腔機能低下への対策や低栄養予防など、高齢者の特性を踏まえた支援ができる専門職（歯科衛生士、管理栄養士）を派遣する体制を整備しています。管理栄養士は「栄養ケア・ステーション」から各市町の「通いの場」へ派遣され、地域住民に向けて低栄養予防やフレイル予防についての講演を行っています [6]。

おわりに

　高齢者の低栄養は、フレイルの状態をまねき、要介護状態を悪化させることにつながります。高齢者を支える専門職が高齢者の小さな変化に気づくことと、気づいた専門職は課題を解決するために誰

に相談したらよいかを考え、適切なほかの専門職と連携することが大切です。連携した専門職はさらに課題を分析して、次の専門職へとつなげていきます。専門職が自身の役割を認識し、専門性をいかして活躍することが重要です。

　多職種連携・協働により情報を共有することが、低栄養予防・改善の第一歩です。なかでも「食」の専門職として管理栄養士の役割は重要であり、地域のなかで「低栄養改善・予防」に関心をもつ多職種とのネットワークを積極的に築いていく必要があります。そのためには、多職種の業務内容を理解し、専門性を尊重することが大切です。

　管理栄養士は、地域のなかでまずは「顔の見える関係」を構築し、高齢者の低栄養予防と改善に努めていきましょう。

引用・参考文献

1) 健康長寿ネット. 高齢者の低栄養. (https://www.tyojyu.or.jp/net/byouki/rounensei/tei-eiyou.html, 2023年2月閲覧).
2) 国立長寿医療研究センター. 平成25年度 老人保健事業推進費等補助金老人保健健康増進等事業：食（栄養）および口腔機能に着目した加齢症候群の概念の確立と介護予防（虚弱化予防）から要介護状態に至る口腔ケアの包括的対策の構築に関する調査研究事業 事業実施報告書. (https://www.ncgg.go.jp/ncgg-kenkyu/documents/roken/rojinhokoku1_25.pdf, 2023年2月閲覧).
3) 弘中祥司監修. "多職種の職域". 摂食嚥下ポケットガイド. 東京, クリニコ, 2017.
4) 栗原由紀夫ほか. "多職種による地域連携の構築を目的として設立したネットワークの活動 第2報：会員の意識について". 第30回日本老年歯科医学会学術大会. (https://www.gerodontology.jp/event/file/meet30_program.pdf, 2023年2月閲覧).
5) 静岡県.『食べる』からつながる食支援ガイド：地域の高齢者を多職種で連携して支えるために. (https://www.pref.shizuoka.jp/_res/projects/default_project/_page_/001/024/536/syokushien_guide.pdf, 2023年2月閲覧).
6) 静岡県栄養士会. 栄養ケア・ステーション. (https://www.shizu-eiyoushi.or.jp/care/, 2023年2月閲覧).

4 脳卒中患者の低栄養

東北医科薬科大学医学部脳神経内科学講師
中村正史 なかむら・まさし

はじめに

　低栄養は脳卒中発症のリスクであるとともに、脳卒中による生命予後や機能予後も悪化させます。2003年に実施されたFood trialによると、脳卒中発症時に低栄養だった群では標準体重だった群と比較して、6ヵ月後の死亡および死亡＋要介助（modified Rankin Scale 3〜5）のオッズ比（odds ratio；OR）がそれぞれ1.82および1.52と高かったと報告されています[1]。また、脳卒中患者の入院時の低栄養状態は、入院後の感染症や褥瘡の発症率の上昇、平均在院日数の延長、日常生活活動（activities of daily living；ADL）の低下、死亡率の上昇と関連するといわれています[2]。

　一方、入院時に低栄養ではあるものの嚥下障害のない患者では、通常の食事に経腸栄養剤・栄養補助食品を付加してエネルギーやたんぱく質をより多く摂取したほうが3ヵ月後の死亡率が低いこと[3]、通常の栄養補助食品よりエネルギーやたんぱく質の多い栄養強化補助食品を用いたほうが褥瘡ができにくく、転帰も良好であることが報告されています[4]。また、回復期リハビリテーションの患者でも、栄養状態は機能予後に寄与することが示唆されています[5]。

　このように、栄養状態は脳卒中の急性期から回復期に至る全経過に影響を与えるため、『静脈経腸栄養ガイドライン第3版』にも脳血管障害における推奨項目が記載されています（**表**）[2]。本稿では、①脳卒中後の低栄養発症の可能性、②栄養不良（低栄養）のリスク因子、③栄養状態の評価、④脳卒中患者の低栄養への対策について概説します。

表　『静脈経腸栄養ガイドライン第 3 版』における脳血管障害での推奨（文献 2 を参考に作成）

【推奨度 A：強く推奨する】
- すべての脳血管障害患者に栄養療法の適応があり、病期や病態、意識状態、嚥下機能に応じた栄養療法を実施する
- 病歴、身体所見、身体計測、血液生化学データなど、複数の指標を組み合わせて評価する
- 脳血管障害患者の入院時低栄養状態は、入院後の感染性合併症および褥瘡発症率の上昇、平均在院日数延長、ADL 低下、死亡率上昇と関連する
- 消化管には異常がないことが多いので、原則として経口摂取、経腸栄養を実施する
- 意識障害がなく病状が安定している場合は、嚥下機能評価の結果に応じて可能な限り早期に経口摂取、経腸栄養を開始する
- 脳血管障害患者では誤嚥のリスクが高いので、嚥下機能の評価は必須である
- 嚥下障害が持続し、経口から十分な栄養摂取ができない場合は、経腸栄養により栄養状態の維持・改善を図りながら嚥下リハビリテーションを行う
- 長期に経管栄養が必要となる場合は胃瘻造設を考慮する
- 脳血管障害患者に対する胃瘻造設は、発症後 7 ～ 10 日の急性期が過ぎてから行う

【推奨度 B：一般的に推奨する】
- 広範な脳梗塞や重度の脳出血があり、脳浮腫進行に伴う嘔吐の危険が高い場合は、病態が安定してから、発症後 1 週間を目安に経腸栄養を開始する
- 早期に経腸栄養が開始できなかったり、十分なエネルギー投与ができるようになるのに時間がかかったりする場合には静脈栄養を併用する

【推奨度 C：任意でよい】
- 誤嚥性肺炎や下痢の発症率の低下などに関する検討が進んでいるが、現時点で半固形状流動食のルーチンの使用を推奨できる根拠はない

脳卒中後の低栄養発症の可能性

　急性期脳卒中患者は、意識障害や嚥下障害などにより食事摂取量が減少しやすいこと、脳卒中急性期では通常よりも必要エネルギー量が 10％ほど増加することから栄養欠乏状態になりやすく、患者の 6.1 ～ 62％が低栄養状態であると報告されています[6]。また、入院前にすでにフレイルやサルコペニアを呈している場合には、短期間の入院でもこれらが悪化する可能性があります。さらに実地臨床の現場では、経口摂取や経腸栄養が可能であるにもかかわらず末梢静脈栄養のみで管理された結果、低栄養状態に陥っている患者がしばしば見受けられます。

　これらに起因する低栄養状態は筋肉量を減少させ、それによる臥床の長期化はさらなる筋肉量減少をひき起こし、ADL を低下させます。このような状況でリハビリテーションを行っても、ADL はなかなか改善しません。医療経済学的にも、低栄養状態は脳卒中患者に介護依存度の増加や嚥下機能回

復の遅延、死亡や合併症の増加をもたらすため、悪影響をおよぼします。

栄養不良（低栄養）のリスク因子

　急性期脳卒中患者が低栄養に陥る要因は多岐にわたります。

　そもそも脳卒中患者の多くを占める高齢者は低栄養のリスクが高く、入院前にすでに低栄養状態やフレイル、サルコペニアを呈していることも少なくありません。脳卒中患者の低栄養リスクを増加させる因子としては、入院時の低栄養（OR：8.34）、嚥下障害（OR：2.60）、脳卒中の既往（OR：3.04）、糖尿病（OR：1.79）、経管栄養（OR：5.43）、意識障害（OR：2.82）などが報告されています[7]。これらの因子がある場合、入院時の栄養状態が良好でも将来的に栄養状態の悪化につながりやすく、脳卒中自体やリハビリテーションに起因する消費エネルギー量の増加も低栄養の原因となりえます。

栄養状態の評価

01 早期の栄養評価が重要

　栄養スクリーニングと栄養アセスメントは、栄養管理プロセスの第一歩です。栄養スクリーニングで栄養障害やその疑いのある対象者を抽出し、その患者に対して栄養アセスメントを行い、より詳細に評価します。

　脳卒中患者では、入院時の低栄養状態はその後の合併症の独立した予測因子であり、入院後1週間の低栄養状態は発症3ヵ月時点での転帰不良の独立した因子である[8]と報告されており、『脳卒中治療ガイドライン2021』では、脳卒中で入院した全患者で栄養状態を評価することがすすめられています[9]。脳卒中後の低栄養は入院1週間後には発生しうるため、早期の栄養評価が重要であり、低栄養のスクリーニングは入院48時間以内に実施することが推奨されています[10]。

02 栄養評価の指標とツール

　栄養評価の指標としては、アルブミン値、トランスフェリン値、体重、体格指数（body mass index；BMI）、上腕周囲長（arm circumference；AC）、上腕三頭筋皮下脂肪厚（triceps skinfold thickness；TSF）などがありますが、どれか一つではなく複数の項目で評価します。

　スクリーニングの代表的なツールとしては、①mini nutritional assessment short-form（MNA®-SF）、②malnutrition universal screening tool（MUST）などがあります。MNA®-SF は高齢者

に特化しており、食事摂取量の変化・体重変化・移動能力・ストレス・精神心理学的問題・BMIの6項目から構成されます。MUSTは英国静脈経腸栄養学会によって開発されたものです。もともとは在宅患者向けに推奨されていましたが、急性期病院でも有用性が報告されました。BMI・体重減少・急性疾患かつ栄養摂取不足の3項目から構成されています。

　一方、アセスメントのツールとしては、高齢者を対象として食事摂取量・体重変化・身体機能・BMI・身体計測値など18項目から幅広く構成されている mini nutritional assessment（MNA®）、体重変化・食事摂取量の変化・消化器症状など主観的指標を用いた subjective global assessment（SGA）などがあげられます。

脳卒中患者の低栄養状態をどう改善するか

01　患者の背景を考慮する

　脳卒中急性期には通常よりも必要エネルギー量が増加しますが、リハビリテーションを行うとさらに増加します。また、必要エネルギー量は病態や全身状態によっても変化するため、栄養管理を計画する際には患者の年齢、基礎疾患や合併症の有無、運動量なども考慮する必要があります。栄養評価によって低栄養状態あるいは褥瘡のリスクが高いと判定された患者では、十分なエネルギーの高たんぱく食がすすめられており（推奨度B）[9]、栄養補助食品などの併用も有用です。

02　嚥下機能を評価する

　栄養供給経路を選択するにあたり、脳卒中患者では嚥下障害がみられることが多いため、嚥下機能を評価する必要があります。嚥下障害の原因としては、両側上位運動ニューロン障害による仮性球麻痺と延髄障害による球麻痺が多くみられます。嚥下障害は急性期脳卒中患者の70％にみられるといわれているほか、発症48時間以内の患者の約30％に認めるとする報告もあり[11]、経口摂取開始前に嚥下機能評価を行うことがすすめられています（推奨度A）[9]。スクリーニングとしては改訂水飲みテスト（modified water swallowing test；MWST）などが簡便であるため汎用されていますが、より詳細に評価するためには嚥下造影検査（videofluoroscopic examination of swallowing；VF）や嚥下内視鏡検査（videoendoscopic evaluation of swalloing；VE）が必要です。このうち、VEはベッドサイドで施行でき、唾液の誤嚥や不顕性誤嚥の有無、適切な食形態や体位などが把握できるため有用です。

　これらの評価の結果、発症後7日以上経口摂取が困難な場合には、経鼻胃管による経腸栄養または中心静脈栄養を考慮します（推奨度B）[9]が、腸閉塞などの消化管を利用できない状況でなければ、経

腸栄養が推奨されています[2)]。経鼻胃管による経腸栄養が長期化する場合は、経皮内視鏡的胃瘻造設術（percutaneous endoscopic gastrostomy；PEG）を考慮します[9)]。後述のとおり、回復期リハビリテーションの効果を高めるためにも、急性期病院入院中に栄養状態が悪化しないように留意すべきです。

03 回復期リハビリテーションにおける栄養管理

　現在のわが国では、脳卒中患者の多くは急性期病院で治療を受けたのち、回復期リハビリテーション病院に転院します。急性期および回復期リハビリテーションの脳卒中患者の嚥下障害と栄養障害に関するシステマティックレビューでは、回復期リハビリテーション患者では32〜49%に栄養障害がみられ、栄養障害になる可能性はリハビリテーション期で有意に高かったと報告されています[12)]。低栄養状態に気づかずにリハビリテーションを行うと、エネルギー消費の亢進により栄養状態がさらに悪化する可能性があります。また、BMIが18.5kg/m^{2}以下の脳卒中患者ではADLが改善しにくいこと[13)]、低栄養患者では回復期リハビリテーション病院での入院時・退院時ADLがいずれも低く、入院時の低栄養は入院時ADLから独立して退院時ADLと関連して自宅復帰率が低いこと[5)]、急性期や回復期の脳卒中患者に対する積極的な栄養管理は総エネルギー摂取量やたんぱく質摂取量を増加させ、褥瘡を減少させること[14)]などが報告されています。このように、回復期リハビリテーションでの栄養管理は患者の予後に大きな影響を与えます。

　一方で、回復期リハビリテーションで必要なエネルギー量はいまだに明確ではありません。たとえばHarris-Benedict（ハリス　ベネディクト）の式で安静時基礎代謝に加算する活動係数は、「ベッド上安静」では1.2、「ベッド外活動あり」では1.3〜1.4とされていますが、回復期リハビリテーション患者に関しては記載されておらず、さらなる検討が待たれます。

おわりに

　低栄養は脳卒中の発症因子だけでなく、発症後の生命予後や機能予後の増悪因子です。発症直後からの栄養管理は患者の予後の改善に寄与するため、迅速な栄養評価と介入が必要です。

引用・参考文献

1) FOOD Trial Collaboration. Poor nutritional status on admission predicts poor outcomes after stroke：Observational data from the FOOD trial. Stroke. 34（6）, 2003, 1450-6.
2) 日本静脈経腸栄養学会編. "成人の病態別栄養管理：脳血管障害". 静脈経腸栄養ガイドライン. 第3版. 東京, 照林社, 2013, 282-8.

3) Gariballa, SE. et al. A randomized, controlled, a single-blind trial of nutritional supplementation after acute stroke. JPEN J. Parenter. Enteral Nutr. 22（5）, 1998, 315-9.

4) Rabadi, MH. et al. Intensive nutritional supplements can improve outcomes in stroke rehabilitation. Neurology. 71（23）, 2008, 1856-61.

5) 西岡心大ほか. 本邦回復期リハビリテーション病棟入棟患者における栄養障害の実態と高齢脳卒中患者における転帰, ADL 帰結との関連. 日本静脈経腸栄養学会雑誌. 30（5）, 2015, 1145-51.

6) Foley, NC. et al. Which reported estimate of the prevalence of malnutrition after stroke is valid? Stroke. 40（3）, 2009, e66-74.

7) Chen, N. et al. Risk factors for malnutrition in stroke patients : A meta-analysis. Clin. Nutr. 38（1）, 2019, 127-35.

8) Yoo, SH. et al. Undernutrition as a predictor of poor clinical outcomes in acute ischemic stroke patients. Arch. Neurol. 65（1）, 2008, 39-43.

9) 日本脳卒中学会脳卒中ガイドライン委員会編. "脳卒中急性期：全身管理：栄養など". 脳卒中治療ガイドライン 2021. 東京, 協和企画, 2021, 32-3.

10) Burgos, R. et al. ESPEN guideline clinical nutrition in neurology. Clin. Nutr. 37（1）, 2018, 354-96.

11) Barer, DH. The natural history and functional consequences of dysphagia after hemispheric stroke. J. Neurol. Neurosurg. Psychiatry. 52（2）, 1989, 236-41.

12) Foley, NC. et al. A review of the relationship between dysphagia and malnutrition following stroke. J. Rehabil. Med. 41（9）, 2009, 707-13.

13) Burke, DT. et al. Effect of body mass index on stroke rehabilitation. Arch. Phys. Med. Rehabil. 95（6）, 2014, 1055-9.

14) Geeganage, C. et al. Interventions for dysphagia and nutritional support in acute and subacute stroke. Cochrane Database Syst. Rev. 10, 2012, CD000323.

5 褥瘡患者の低栄養

国家公務員共済組合連合会
東北公済病院整形外科副部長／
地域包括ケアセンター長／NST 専任
古田島聡 こたじま・さとし

国家公務員共済組合連合会
東北公済病院栄養科
管理栄養士
木村美由樹 きむら・みゆき

国家公務員共済組合連合会
東北公済病院
皮膚・排泄ケア認定看護師
設楽みゆき したら・みゆき

はじめに

国家公務員共済組合連合会東北公済病院（以下当院）は、東北一の歓楽街である仙台市国分町に位置する385床の急性期病棟、回復期リハビリテーション病棟、地域包括ケア病棟を擁する二次救急指定病院です。地域医療を担うだけでなく、最近は入院治療の必要な急性期新型コロナウイルス感染症（COVID-19）の患者や廃用のすすんだポストコロナの患者も、他院から積極的に受け入れています。週に1回の褥瘡対策チーム、栄養サポートチーム（nutrition support team；NST）による回診、月に1回の両チームによる合同委員会を開催し、非定期ですが褥瘡や栄養に関する院内勉強会を開催しています。

褥瘡患者に対する NST 介入の意義

筆者が医師になりたてのころは、褥瘡に対するチーム治療や栄養療法は重要視されず、多くの施設では看護師のみが褥瘡治療にかかわっていたと記憶しています。最近では、褥瘡治療への栄養やNSTの介入意義について、多くの人が認識しています。『NPIAP（NPUAP）/EPUAP クイックリファレンスガイド』[1] においても、褥瘡を有する患者の栄養介入プランの作成と記録は管理栄養士が行い、NST に相談することが推奨されています。

表1　褥瘡発生の危険因子

●活動性低下	●関節拘縮
●知覚障害	●浮腫
●骨突出	●皮膚湿潤
●体圧、摩擦、ずれ	●低栄養

最近の動向：新型コロナウイルス感染症患者の低栄養と褥瘡

　近年、世界的なCOVID-19の流行により、これまで以上に褥瘡のリスクに注意を払う必要がでてきました。褥瘡発生の危険因子として**表1**に示すものなどがあげられます。COVID-19で入院する患者の多くは高齢者で、入院時にはすでに低栄養を呈しています。このような患者が肺炎などを発症した場合、酸素投与や意識レベル低下により経口摂取がむずかしくなり、点滴による生命維持のために最低限必要なエネルギー・水分・電解質の投与になりがちです。さらに医療逼迫によるマンパワー不足から、十分な体位変換、スキンケア、廃用予防のリハビリテーションを行うことができません。これまで以上に褥瘡発生や低栄養進行のリスクが高く、改善しにくい印象を受けます。そのため、パンデミック以前よりスピード感のある対応が必要です。

低栄養と褥瘡の関係

　低栄養は、褥瘡発生だけでなく褥瘡治癒の阻害因子となります。一方、褥瘡の状態がよくない状態（滲出液が多いときなど）が続くと、低栄養が惹起されます。このように、低栄養と褥瘡は互いに大きく影響し合っています。

　「必要なエネルギー量やたんぱく質量を投与しているのに、褥瘡がよくならない」という相談をNSTでよく受けます。多くの場合、①極端なるい痩で、エネルギーやたんぱく質のほとんどが生命維持のための筋肉合成に使用されている、②褥瘡の炎症による栄養の消費を過少評価している、③基礎疾患（糖尿病や慢性腎臓病など）の悪影響を考え、エネルギー量やたんぱく質量の付加をちゅうちょしている、④エネルギー量やたんぱく質量は適切だが、褥瘡治療に特化した栄養素が不足しているなどが原因として考えられます。

栄養状態の評価

　栄養状態の主観的評価のスクリーニングツールとしては、subjective global assessment（SGA）、controlling nutritional status（CONUT）、mini nutritional assessment short-form（MNA®-SF）などが有名で、各施設で使用されています。

　客観的な栄養評価法はさまざまですが、「身体」であれば、身長、体重、BMI、% UBW（%通常時体重）、% IBW（%理想体重）、体重変化率、上腕周囲長（arm circumference；AC）、上腕三頭筋皮下脂肪厚（triceps skinfold thickness；TSF）、ふくらはぎ最大周囲径（calf circumference；CC）があります。

　また「血液・生化学検査」では、ヘモグロビン、アルブミン、プレアルブミン、総リンパ球数、総コレステロール、コリンエステラーゼなどがあります。とくに褥瘡であれば、血清亜鉛値もみておきたいところです。わが国では、プレアルブミンのような半減期の短い（2～3日）rapid turnover protein（RTP）がリアルタイムの栄養評価に有用とされていますが、「EPUAP/NPIAP/PPPIA の国際褥瘡ガイドライン」[2] では、「アルブミンやプレアルブミンは臨床的な栄養状態とは関連しない」とされているため、その解釈には注意が必要です。

　褥瘡の肉眼的所見からも栄養状態を予測することができます。たとえば、貧血や低たんぱく血症のときは、肉芽形成はあっても色調は悪く、浮腫状です。これは不良肉芽といい、上皮化に時間がかかるサインといえます。看護師や理学療法士からも情報収集し、管理栄養士の視点ではない他方向からも低栄養を見抜く感覚を身につけましょう。

褥瘡の評価

　褥瘡の客観的評価のツールとして、改定 DESIGN-R® 2020 [3] があります。多くの施設が重症度を分類し、治療経過を数量化できる共通のツールとして使用されています。褥瘡の深度やステージが把握できるので、より効率のよい栄養補給の情報元となります。

褥瘡患者の低栄養をどう改善するか？

01 ガイドラインにおける推奨

『静脈経腸栄養ガイドライン第 3 版』[4] では、褥瘡治癒を促進するためには、「エネルギー量 30 〜 35kcal/kg/ 日を目標とし、褥瘡の程度、基礎疾患や合併症に応じて調整する」「たんぱく質量 1.2 〜 1.5g/kg/ 日を目標とし、褥瘡の程度、基礎疾患や合併症に応じて調整する」と記載されており、いずれも強く推奨されています。また、褥瘡の治療促進を目的とした栄養補助食品の使用に関しては、「適切な栄養管理を実施したうえで、アルギニン、ビタミン C、亜鉛などを強化した栄養補助食品を付加する栄養療法は、褥瘡治療の一つの手段として推奨される」とされ、一般的な推奨となっています。

2022 年に改訂された『褥瘡予防・管理ガイドライン（第 5 版）』[5] では、推奨の強さは 2C（弱い推奨、弱い根拠に基づく）ですが、「褥瘡の治療に高エネルギー・高蛋白質の栄養補給を提案する」とされています。

02 褥瘡治療において重要なこと

褥瘡治療に重要なビタミンとして、ビタミン A・C・E、微量元素として亜鉛、銅、鉄、セレン、栄養素としてアルギニン、グルタミン、オルニチン、L- カルノシン、ポラプレジンク、β- ヒドロキシ - β- メチル酪酸（HMB）、n-3 系脂肪酸、コラーゲンペプチド、コエンザイム Q10 なども報告されています。とくに亜鉛が褥瘡治療に重要な微量元素であることが、これまでも多く報告されています。しかし、これらの褥瘡に特化した栄養素を食事のみから補給するのはむずかしいため、栄養補助食品を併用するなどの工夫が必要です。

しかし現実には、理論上の栄養プランでは褥瘡治療がうまくいかないことも多々あります。たとえば、滲出液が多いような炎症期では十分なエネルギー・たんぱく質を補給する必要があり、肉芽増殖期では亜鉛、ビタミン C、アルギニンの補給がとくに重要だと考えます。患者の性別、年齢、基礎疾患、嗜好、嚥下機能はさまざまであるため、実際に病棟へ足を運び患者を観察するだけでなく、医師や看護師から情報を収集し、そのときどきに合った栄養プランをカスタマイズしていく必要があります。

第 2 章　低栄養患者の栄養療法

褥瘡治療に特化した栄養補助食品の使用法

01 症例紹介

患者：70歳、男性。

病名：新型コロナウイルス肺炎、仙骨部褥瘡、廃用症候群。

現病歴：2週間前から発熱、咽頭痛、呼吸困難が出現。翌日、新型コロナウイルス感染症による肺炎の診断で緊急入院。このとき、仙骨部に発赤あり。急性期治療が功を奏して肺炎は改善したが、仙骨部に褥瘡が発生。食事もすすまないため、NST依頼となる。

褥瘡経過評価法（DESIGN-R®2020）：D4e3s6i1G5n0p0 = 19点。

血液生化学検査データ：Hb 10.8g/dL、TP 5.8g/dL、Alb 2.8g/dL、WBC 6,500/mm^3（総リンパ球数 1,900/mm^3）、CRP 0.29mg/dL、BUN 22.0mg/dL、Cre 0.82mg/dL、空腹時血糖 102mg/dL、HbA1c 5.4%、Tcho 140mg/dL、ChE 155U/L、血清亜鉛 58μg/dL（正常値は 80～130μg/dL）。

低栄養の有無：SGA；中等度低栄養、CONUTスコア：5点（中等度栄養障害）、MNA®-SF；5点（低栄養）。

参考所見：身長170cm、体重50kg（BMI 17.3kg/m^2）、過去1ヵ月の体重から約2kg減。認知症・嚥下障害なし。好き嫌いなし。

現在の摂食状況：常食2,000kcal（たんぱく質80g、脂質50g、アルギニン5g、亜鉛7mg、ビタミンC 80mg）を平均6割摂取。

02 各栄養素の必要量

エネルギー必要量：約1,600kcal/日。

①Harris-Benedictの式より算出

　基礎エネルギー量（BEE）= 1,098kcal/日

　総エネルギー消費量（TEE）= 1,098 × 1.2（ベッド上臥床）× 1.2（褥瘡滲出液多量）≒ 1,581kcal/日

②『静脈経腸栄養ガイドライン（第3版）』に従って算出

　30～35kcal/kg/日 × 50kg = 1,500～1,750kcal/日

たんぱく質必要量：約70g/日。

①エネルギー比率より算出

　必要エネルギー量1,600kcalの15～20% ≒ 60～80g

表2 褥瘡治療に有用な栄養補助食品、亜鉛製剤

		エネルギー (kcal)	たんぱく質 (g)	脂質 (g)	アルギニン (g)	亜鉛 (mg)	ビタミンC (mg)
栄養補助食品	①明治メイバランス	200	7.5	5.6	0	2	32
	②ブイクレス®CP 10 ゼリー	110	12	0	1.025	12	500
	③アルジネード®	100	5.0	0	2.5	10	500
	④エンジョイ®カップゼリー	80	4.0	2.2	0	5	0
	⑤アバンド®オレンジ味	79	14	0	7	0	0
亜鉛製剤	⑥プロマック®D 錠 75mg	0	0	0	0	16.9	0
	⑦ノベルジン®錠 25mg	0	0	0	0	25	0

②簡易式より算出

　　1.2 〜 1.5g × 50kg ≒ 60 〜 75g

脂質必要量：約 40g/ 日。

・エネルギー比率より算出

　　必要エネルギー量 1,600kcal の 20 〜 25％ ≒ 36 〜 44g

アルギニン必要量：7g/ 日以上。

亜鉛必要量：12 〜 15mg/ 日。

ビタミン C 必要量：500mg/ 日以上。

03 実際の補充

常食 2,000kcal のうち 6 割摂取中の成分：エネルギー 1,200kcal、たんぱく質 48g、脂質 30g、アルギニン 3g、亜鉛 4.2mg、ビタミン C 48mg。

不足分：エネルギー 400kcal、たんぱく質 22g、脂質 10g、アルギニン 4g、亜鉛 8 〜 11mg、ビタミン C 450mg。

　以上より、栄養補助食品と亜鉛製剤（ポラプレジンク；プロマック®D 錠）を組み合わせて補充することにしました（表2）。

おわりに

　褥瘡の予防や治療には医療に従事するあらゆる職種の集学的対応が必要ですが、そのなかでも管理栄養士のかかわりはきわめて重要です。積極的に病棟に足を運び、多職種と情報を共有し、栄養に関するアドバイスを行ってください。

引用・参考文献

1） National Pressure Ulcer Advisory Panel, European Pressure Ulcer Advisory Panel and Pan Pacific Pressure Injury Alliance. Prevention and treatment of pressure ulcers : Quick reference guide. Perth, Cambridge Media, 2014, 72p.
2） European Pressure Ulcer Advisory Panel, National Pressure Injury Advisory Panel and Pan Pacific Pressure Injury Alliance. Prevention and treatment of pressure ulcers/injuries : Clinical practice guideline. The International Guideline 2019. EPUAP/NPIAP/PPPIA, 2019, 405p.
3） 日本褥瘡学会編. 改定 DESIGN-R®2020 コンセンサス・ドキュメント：褥瘡状態評価スケール. 東京, 照林社, 2020, 32p.
4） 日本臨床栄養代謝学会. 静脈経腸栄養ガイドライン第3版：Quick Reference. 日本静脈経腸栄養学会編.（https://www.jspen.or.jp/wp-content/uploads/2014/04/201404QR_guideline.pdf, 2023年2月閲覧）.
5） 日本褥瘡学会. 褥瘡予防・管理ガイドライン. 第5版. 東京, 照林社, 2022, 112p.

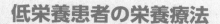

6 がん患者の低栄養

東北医科薬科大学病院がん治療支援（緩和）科

長尾宗紀 ながお・むねのり

低栄養とがんの関係

　がん患者においては、さまざまな理由により低栄養状態が多くみられます。とくに頭頸部がん（咽頭がん、喉頭がんなど）や消化器がん（胃がん、大腸がん、膵臓がんなど）の患者は、がんが存在することで食欲不振や嚥下障害、嘔気などが出現しやすくなり、その結果、経口摂取が不十分となってしまい低栄養になりやすいとされています。そのほかのがんにおいても、抗がん薬や放射線照射などのがんに対する治療の結果、さまざまな副作用を生じ、結果的に経口摂取が不十分となって低栄養に陥ることも多くあります[1]。また、がん自体が進行していくことによって生体中の栄養素ががんに奪取され、がん性悪液質の状態となり、さらに低栄養が進行してしまいます。

がん性悪液質

　がん性悪液質とは、「通常の栄養サポートでは完全に回復することができず、進行性の機能障害に至る、骨格筋量の持続的な減少を特徴とする多因子性の症候群」と定義されています[2]。がん性悪液質の状態になった場合の具体的な症状の一つとしてコントロール困難な胸・腹水の貯留があげられますが、その背景としては多くが低アルブミン状態を呈しています。しかし、低アルブミン状態の改善を企図して高カロリー輸液などの栄養投与を行ったにもかかわらず、依然として低アルブミン状態が持続するような場合もあります。その際は、まさに不可逆性がん性悪液質の状態に陥っていると考えられます。

　したがってがん患者は、がんの存在そのものや治療の副作用の結果、必要な栄養が十分に摂取でき

ないことが多いうえに、がん自体にも栄養をとられ、さらに低栄養が進行してしまう悪循環に陥りやすい状態です。そのため、がん患者に対しては、可能な限り栄養状態を改善させる取り組みが非常に重要となります。

がん治療中の食欲低下対策

01 副作用への対策

　前述のように、がんに対する治療（抗がん薬治療や放射線治療）中にはさまざまな副作用が出現し、その結果、食欲低下をひき起こすことが多くあります。がん治療における食欲不振と関連する副作用としては、おもに嘔気・嘔吐、下痢、口内炎・食道炎などの消化管粘膜障害や、味覚障害などがあげられます。抗がん薬治療の際は、想定しうる上記の副作用への対策をしっかり行うと、結果的に食欲低下を改善させることにつながります。

　実際には、抗がん薬の副作用を完全になくすのはむずかしいことが多いですが、嘔気・嘔吐に対する適切な制吐薬の使用、下痢に対する止瀉薬の使用、口内炎に対する適切な口腔ケアの指導などが重要です。

02 食形態の工夫

　がん患者の状態に応じた食形態の工夫も重要です。たとえば高度の口内炎があるがん患者に対しては、できるだけやわらかい食品や液体状の食品を選ぶ、熱すぎる食品を避ける、かたい食品を避ける、辛味・酸味・塩気の強い食品を避けることなどが重要です。

　また、高度の味覚障害がある場合や亜鉛不足に陥っている場合には、亜鉛の補充が有用な場合もあります。さらに、放射線治療による咽喉頭炎や食道炎が高度で疼痛を伴う場合は、医療用麻薬を用いて疼痛を軽減させると摂食量が増加することもあります。ただし、医療用麻薬を使用する場合には、正しく適切に使用することが非常に重要です。

03 栄養補助食品の使用

　それでも経口摂取量が不十分な場合は、栄養補助食品などの追加が有用な場合もあります。現在では、成分・味・風味などが多彩な栄養補助食品が多数市販されています。がん患者の嗜好に合わせた栄養補助食品を使用することで、少ない量で多くのエネルギー摂取が可能です。

04 ステロイド製剤の使用

　がん性悪液質の状態で食欲低下に加えて全身倦怠感が強い場合などには、ステロイド製剤を使用すると食欲の改善につながることがあります。ただし、ステロイド製剤には、がんに由来するさまざ

な症状に対して効果を示す可能性がある一方、ステロイド製剤特有の副作用も多くあります。そのため、使用時にはそのメリット・デメリットを十分に検討することが非常に重要です。

05 アナモレリン塩酸塩の使用

また最近では、がん性悪液質患者に対してアナモレリン塩酸塩（エドルミズ®）の使用が可能となりました。この薬剤は、グレリン受容体であるGHS-R$_{1a}$（成長ホルモン放出促進因子受容体タイプ1a）に作用します。GHS-R$_{1a}$は多くの組織に分布し、脳下垂体では成長ホルモン（GH）の放出、視床下部では食欲の亢進に関与することが知られています。アナモレリン塩酸塩がGHS-R$_{1a}$に作用することでGHの分泌を促進するとともに食欲も亢進するため、筋肉量および体重増加作用を示すと考えられています[3]。

ただ、アナモレリン塩酸塩の適応は非小細胞肺がん、胃がん、膵がん、大腸がんによる悪液質に限られており、かつ使用上考慮すべき点がいくつかあるので、使用時は十分に注意する必要があります。

栄養状態の評価

がん患者の栄養状態改善をめざすためには、まずはがん患者が低栄養状態に陥っているかどうかを評価することが重要です。その評価手段としてさまざまなツールが用いられていますが、代表的なものとして subjective global assessment（SGA）、mini nutritional assessment（MNA®）、malnutrition universal screening tool（MUST）などが知られています。

01 SGA

SGA は評価項目が簡便であるにもかかわらず信頼性が高く、がん患者のみならず一般の入院患者の栄養状態をスクリーニングするために使用されています。身体計測や血液検査などは必要ないものの、項目の評価の多くが検者の主観に委ねられるという特徴があります。

02 MNA®

MNA®は高齢患者を対象とした栄養評価ツールです。幅広い評価項目が含まれているため、必要な評価項目数も多くなっています。

03 MUST

MUST は英国静脈経腸栄養学会（BAPEN）によって開発された栄養評価ツールであり、優れたスクリーニング法として、英国のみならずさまざまな国でも推奨されています。現在の体格指数（body mass index；BMI）、過去の体重減少率などをもとにスコアを判定しますが、高齢の消化器がん患者においては、MUST が非常に高い感度・特異度をもつことが示されています[1]。

がん患者の低栄養をどう改善するか

01 経口摂取

　がん患者においても、経口で十分な栄養を摂取することが栄養摂取の基本です。まずは前述のように、食形態の変更や栄養補助食品の活用などを第一に検討すべきです。

02 経腸栄養

　頭頸部がんや食道がんなどの患者で、食事や栄養補助食品の経口摂取が困難であり、かつ胃以深の消化器官に問題がない場合には経腸栄養が考慮されます。経腸栄養の投与経路としては、おもに経鼻からの栄養チューブ、胃瘻、腸瘻などが用いられます。そのなかでは胃瘻がもっとも多く選択されており、経皮内視鏡的胃瘻造設術（percutaneous endoscopic gastrostomy；PEG）が多く行われています。また、実際に経腸栄養を行う際は病態に合った栄養剤の選択に加え、栄養剤の投与速度なども十分に検討する必要があります[4]。

03 経静脈栄養

　経口摂取が困難で、消化器官に問題があって経腸栄養も行えない場合には、経静脈栄養が行われます。簡便に行えるのは末梢静脈ルートからの輸液投与です。現在では、糖・電解質に加えてアミノ酸も付加された末梢輸液製剤が用いられています。またそれに加え、脂質が含まれた製剤も発売されています。

04 中心静脈栄養

　しかし、末梢静脈ルートから投与可能なエネルギー量には限界があります。長期に経静脈栄養を継続しなければならない場合、末梢静脈ルートからの輸液製剤投与のみではエネルギー不足に陥ります。そのため、中心静脈ルートを確保したうえで高カロリー輸液の投与（中心静脈栄養法）が行われます。高カロリー輸液を投与する際にはビタミン B_1 の投与が必須ですが、現在発売されている大半の高カロリー輸液のキット製剤にはビタミン B_1 が含まれています。また、高カロリー輸液の投与中は血糖の推移にも注意をはらうべきであり、高血糖を呈する場合にはインスリンを適宜使用して血糖コントロールを図る必要があります。

　高カロリー輸液の投与には中心静脈カテーテルの留置が必須ですが、長期留置により、カテーテル感染やカテーテル関連の血栓症などの合併症を起こす場合があります。感染が疑われる際にはカテーテルの抜去を考慮すべきであり、血栓症を発症した場合には必要に応じて抗凝固療法などが行われることもあります。また、中心静脈栄養の開始後に経口摂取や経腸栄養への移行のめどが立たない場合

は、中心静脈カテーテルポートを留置したうえで、在宅での中心静脈栄養法の継続が可能です。

おわりに

　以上のような各種の方法によって、がん患者の低栄養を改善できる可能性があります。ところが、もともとのがんが進行して多くの重要臓器の機能が障害され、がん性悪液質状態となってしまっている場合は、水分やエネルギーの過度の負荷によって逆に浮腫や胸・腹水、肝機能障害などを悪化させ、それに伴いがん患者の苦痛も増加させてしまう可能性があります。そのため、がん終末期においては、進行したがんに由来する各種の苦痛症状緩和のために、あえて水分やエネルギーを少なめに投与することもあります。

　がん患者が不可逆性のがん性悪液質に陥っているかどうかを正しく評価することが、非常に重要です。がん性悪液質の状態に陥っていない患者に対しては、十分な栄養を投与せずに医原性の低栄養状態になっていないか、逆にがん性悪液質患者に通常の栄養管理を行って過剰な負荷をかけてしまっていないか、つねに注意する必要があります。そのためには、がん患者の状態を注意深く観察・評価し、不可逆性のがん性悪液質の状態に陥っていないかどうかを見きわめながら、適切な栄養・水分投与量を考慮することが非常に重要です。

引用・参考文献

1）Zhang, X. et al. Malnutrition in older adults with cancer. Curr. Oncol. Rep. 21（9）, 2019, 80.
2）Fearon, K. et al. Definition and classification of cancer cachexia : An international consensus. Lancet Oncol. 12（5）, 2011, 489-95.
3）Shuto, Y. et al. Hypothalamic growth hormone secretagogue receptor regulates growth hormone secretion, feeding, and adiposity. J. Clin. Invest. 109（11）, 2002, 1429-36.
4）Cotogni, P. et al. The role of nutritional support for cancer patients in palliative care. Nutrients. 13（2）, 2021, 306.

認知症患者の低栄養

東北医科薬科大学医学部脳神経内科学講師
中村正史 なかむら・まさし

はじめに

　認知症とは、「認知機能が後天的に低下し、日常生活や社会生活に支障を来すようになった状態」のことです。わが国では、認知症の患者数は高齢化とともに増加しており、65歳以上の認知症患者数は約600万人（2020年現在）と推計され、2025年には約700万人（高齢者の約5人に1人）になると予測されています[1]。

　認知症は低栄養のリスクである一方、栄養状態の改善が認知症の予防に寄与することも期待されています。本稿では低栄養と認知症の関係、在宅における低栄養の早期発見、栄養状態の評価、認知症患者の低栄養への対策について概説します。

低栄養と認知症の関係

　認知症患者の多くは高齢者であり、高齢であること自体が低栄養のリスクです。高齢者では、基礎代謝の低下に加え、独居などの社会的要因、悪性腫瘍や感染症、心不全、呼吸不全などの各種疾患、抑うつなどによる意欲低下などさまざまな要因で食事摂取量が低下し[2]、しばしば一人が複数の要因を抱えています。高齢者の21.4％が低栄養状態で、54.3％が低栄養状態に陥る可能性があると報告されているほか[3]、高齢者では低アルブミン血症が死亡の予測因子であること[4]、低栄養状態の高齢者では生活の質（quality of life；QOL）が低いことが知られています。認知症のある高齢者では低栄養のリスクがさらに高いことは、想像にかたくありません。

　認知症では、認知機能の低下や性格の変容による食行動の変化、口腔内における食塊認知能の障害、

嚥下に関与する神経経路である皮質延髄路や錐体外路の障害による咽喉頭の機能低下などにより、先行期から食道期までの嚥下過程の全体が影響を受け、摂食嚥下障害を呈します。認知症の進行と低栄養には相関があり、キューバやメキシコなど中南米6ヵ国と中国、インドの計8ヵ国で行われた調査のメタ解析では、認知機能低下が高度であるほど体重減少の頻度が高いことが報告されています[5]。

在宅における低栄養の早期発見

在宅者の低栄養のリスクを高める要因は、偏食、独居あるいは高齢者の2人暮らし、消化器系疾患の治療中あるいは手術後、糖尿病や腎疾患などのための食事制限、慢性閉塞性肺疾患（chronic obstructive pulmonary disease；COPD）や在宅酸素療法、認知機能低下や抑うつ状態など、多岐にわたります。

日常生活のなかで低栄養が示唆される変化としては、急な体重減少、易疲労性の増強、感冒などへの罹患の増加、浮腫の出現などがあげられます。客観的な指標としては、後述するように体格指数（body mass index；BMI）や体重の変化、アルブミンや総コレステロール、ヘモグロビンなどの血液検査データが用いられます。

栄養状態の評価

栄養スクリーニングと栄養アセスメントは、栄養管理プロセスの第一歩です。栄養スクリーニングで栄養障害やその疑いのある対象者を抽出し、その患者に対して栄養アセスメントを行い、より詳細に評価します。

栄養評価の指標には、アルブミン値、コレステロール値、総リンパ球数、体重、BMI、上腕周囲長（arm circumference；AC）、上腕三頭筋皮下脂肪厚（triceps skinfold thickness；TSF）などがありますが、どれか一つではなく複数の項目で評価します。

スクリーニングの代表的なツールとしては、高齢者に特化した mini nutritional assessment short-form（MNA®-SF）、もともとは在宅患者向けに推奨されていたものの急性期病院でも有用性が報告されている malnutrition universal screening tool（MUST）などがあります。一方、アセスメントのツールとしては、高齢者を対象とした mini nutritional assessment（MNA®）、体重変化・食事摂取量の変化・消化器症状など主観的指標を用いた subjective global assessment（SGA）などがあります。

認知症患者の低栄養状態をどう改善するか

　わが国での認知症の原因疾患としては、アルツハイマー型認知症（Alzheimer's dementia；AD）がもっとも多く、ほかにはレビー小体型認知症（dementia with Lewy bodies；DLB）、前頭側頭葉変性症（frontotemporal lobar degeneration；FTLD）、脳血管性認知症（vascular dementia；VaD）などが多くみられます。疾患ごとに摂食・嚥下障害に特徴があります。たとえば DLB や VaD では嚥下機能が低下しやすく、AD や FTLD では大脳辺縁系や前頭葉の機能低下による食行動の変化がみられるのが特徴です。

　どの認知症でも、まずは経口摂取の改善・安定をめざすのが原則です。以下に、AD、DLB、FTLD、VaD での摂食嚥下障害の特徴と、一般的な対策を述べます。

01 アルツハイマー型認知症（AD）

●症状の特徴

　AD では、初期から近時記憶やエピソード記憶などの記憶障害が目立つのが特徴です。経過に伴い視空間認知障害、構成障害などの頭頂葉症状が出現し、末期になると錐体路症状やパーキンソニズムなどの錐体外路症状もみられるようになります。発症時に摂食嚥下の問題がみられることはまれですが、進行に伴い、失行や失認による食物への認識力・注意力の低下、食事に対する興味の減退など、先行期や準備期の障害がみられるようになります。嚥下障害はほかの認知症よりも軽度といわれていますが、丸飲みや会話・呼吸のタイミングと合わない嚥下などにより、誤嚥や窒息を起こしやすくなります。末期には咽頭期の障害もみられるようになりますが、臥床状態になっても嚥下反射が保たれていることも少なくありません[6]。

●食事摂取量の低下

　AD での食事摂取量低下については、脳SPECT検査で前部帯状回などの血流低下を認めることから食欲低下の関与を推測する報告[7]や、食事開始や中断後の再開の手がかりがつかめないことが関与するという報告[8]があり、摂食を促す必要があります。

　また、食物に対する認識力や何をどのように摂食するかという判断力が低下して食器の使い方などもわからなくなるため、摂食の仕方や食器の使用法のサポートも重要です。前述のように会話や吸気と嚥下のタイミングのずれは誤嚥を招くため、介助の際には口腔内の状況の確認、適切な体位の確保や声かけ、嚥下反射の確認などが必要です。

　AD の治療に用いられるドネペジル塩酸塩は、副作用として嘔気など消化器症状を起こして食欲低

下を招くことがあります。

02 レビー小体型認知症（DLB）

●症状の特徴

　DLBは、変動する認知障害、パーキンソニズム、幻視、抑うつ、自発性の低下、失神、レム睡眠行動障害など特徴的で多彩な症状がみられる、認知症を伴うパーキンソン病と同じ範疇（はんちゅう）の疾患です。咽頭期障害が目立つのが特徴で、患者の32%に嚥下困難や咳などの嚥下障害に関連する症状があり、そのうちの92%に嚥下造影検査（videofluoroscopic examination of swallowing；VF）で嚥下機能障害がみられたと報告されています[9]。また、DLBに特発性パーキンソン病を加えたレビー小体病患者において、VFで誤嚥がみられた患者の54.8%は不顕性だったこと、誤嚥のあるDLB症例では検査後2年以内に83.4%が誤嚥性肺炎を発症し、2年経過した時点で経口摂取を続けていたのは33.4%にすぎなかったことも報告されています[10]。

●対処法

　DLBでの認知機能は、日内および日差変動するのが特徴です。認知機能の変動に伴い食事摂取や嚥下の状況も変化し、体調の優れないときに無理に摂取しようとすると誤嚥の危険が高まるため、調子のよいときに必要な量を摂取するようにします。

　また、食器の色柄、混ぜご飯やふりかけ、照明によってできた陰影などが食事への異物混入などの幻視を誘発して拒食を招くことがあります。その場合には無地の食器に変更する、シンプルな主食にする、照明を明るくして陰影をなくすなどの対応をします。前述のとおり咽頭期障害が目立つため、咽頭の機能低下や不顕性誤嚥にも留意する必要があります。自覚症状がない場合でも、食事時間の延長や湿性嗄声（させい）、痰の増加などは咽頭期の機能低下を示唆します。自律神経障害による起立性低血圧や食事性低血圧、便秘が、経口摂取量低下の原因となることもあります。

03 前頭側頭葉変性症（FTLD）

●症状の特徴

　FTLDでは、前頭葉や側頭葉の障害によって過剰摂取や食嗜好に変化がみられるのが特徴で[11]、初期から過食や糖質・食塩の過剰摂取がみられます[12]。また、つねに同じ行動を好み、行動の変更を嫌うようになる（常同化）ため、特定の食品に固執します。

　意味性認知症と呼ばれるタイプでは食物の意味に関する理解が障害されるため、たとえば魚まるごと一匹は魚と理解できるため摂取する一方で、刺身では魚と理解できないため食べないなどの状況がみられます。進行してくると、何でも口に入れようとする傾向（口唇傾向）が出現して口腔内に食物を詰め込むようになるため、誤嚥や窒息の危険が高まるほか、外部からの刺激に影響されやすく注意

力が散漫になります（環境依存症候群）。

● 対処法

　FTLD では、言語理解の障害のために声かけによる修正が困難なことがあります。また、常同化のために自分のペースで食事することにこだわり、食事を他者から促されることを嫌がる傾向があります。口唇傾向のある患者では、誤嚥や窒息予防のために食物を小さく切る、小皿に少量ずつ取り分けるなどしたうえで、注意深く見守りながら摂取させます。環境依存症候群では、周囲の物音や視界に入る人の姿によって注意が散漫となり食事が中断されやすくなるため、食卓でとなりとの間に仕切り板を置く、食事の際は壁向きにするなどの方法で外部刺激からの隔離を試みます。

04 脳血管性認知症（VaD）

● 症状の特徴

　VaD による摂食嚥下障害は、半側空間無視や球麻痺、偽性球麻痺などが原因で起こります。障害の程度は患者ごとの個人差が大きく、認知機能低下の程度と相関しないこともしばしばあります。嚥下機能は、病変が大脳皮質に限局している場合や嚥下関連筋群を司る錐体路の障害でも片側性の場合は、軽度なことが多いです。ところが、両側大脳基底核に多発性ラクナ梗塞を認める場合や脳血管障害の再発により両側錐体路が障害された場合、脳幹とくに延髄が障害された場合には高度に障害されることが多く、脳血管障害の発症・再発によって突然、嚥下をまったくできなくなることもあります。

● 対処法

　半側空間無視が強い場合には、無視側の食事を食べ残しやすくなります。そのため、食事を非無視側に寄せて配置する、食事の途中で食器を乗せた盆を 180 度回転させて無視側と非無視側を入れ替えるなどの方法で対応します。誤嚥の防止には、食材をやわらかく調理する、ゼリー状にする、とろみをつける、嚥下時に頭部を麻痺側に回旋させるなどが有効です。

＊　　＊　　＊

　経口での栄養摂取が不十分あるいは不能な場合には、胃瘻をはじめとした経管栄養などの栄養療法を検討します。しかし進行期の認知症では胃瘻が QOL の改善や生存期間の延長、誤嚥性肺炎の予防には寄与しなかったと報告されています [13～15]。『認知症疾患診療ガイドライン 2017』においても、経皮内視鏡的胃瘻造設術（percutaneous endoscopic gastrostomy；PEG）が誤嚥性肺炎の予防や ADL および生命予後の改善に有用であるデータはないと記載されています [6]。また、『静脈経腸栄養ガイドライン第 3 版』では、認知症の栄養療法について、軽度から中等度では適応があるとする一方、重度の場合には慎重であるべきと記載されています [2]。カテーテルの自己抜去を防止するための身体抑制も問題であり、確認されたあるいは予想される患者の意思、患者の予後、QOL などを考慮

しつつ、患者ごとに是非を検討すべきです。

おわりに

　認知症患者は、今後さらに増加します。原因疾患ごとの摂食嚥下障害の特徴を理解したうえで、経口摂取を原則とした患者ごとの検討と介入が必要です。

引用・参考文献

1)　厚生労働省. 知ることからはじめよう みんなのメンタルヘルス総合サイト：こころの病気を知る：認知症.（https://www.mhlw.go.jp/kokoro/know/disease_recog.html, 2023年2月閲覧）.
2)　日本静脈経腸栄養学会編. "成人の病態別栄養管理：高齢者". 静脈経腸栄養ガイドライン. 第3版. 東京, 照林社, 2013, 385-92.
3)　Hirose, T. et al. Accumulation of geriatric conditions is associated with poor nutritional status in dependent older people living in the community and in nursing homes. Geriatr. Gerontol. Int. 14（1）, 2014, 198-205.
4)　Cabrerizo, S. et al. Serum albumin and health in older people : Review and meta analysis. Maturitas. 81（1）, 2015, 17-27.
5)　Albanese, E. et al. Dementia severity and weight loss : A comparison across eight cohorts. The 10/66 study. Alzheimers Dement. 9（6）, 2013, 649-56.
6)　「認知症疾患診療ガイドライン」作成委員会編. "治療：合併症への対応". 認知症疾患診療ガイドライン2017. 日本神経学会監修. 東京, 医学書院, 2017, 92-117,（日本神経学会監修ガイドラインシリーズ）.
7)　Ismail, Z. et al. A functional neuroimaging study of appetite loss in Alzheimer's disease. J. Neurol. Sci. 271（1-2）, 2008, 97-103.
8)　枝広あや子ほか. アルツハイマー病と血管性認知症高齢者の食行動の比較に関する調査報告：第一報：食行動変化について. 日本老年医学会雑誌. 50（5）, 2013, 651-60.
9)　Londos, E. et al. Dysphagia in Lewy body dementia : A clinical observational study of swallowing function by videofluoroscopic examination. BMC Neurol. 13, 2013, 140.
10)　Yamamoto, T. et al. Risk of pneumonia onset and discontinuation of oral intake following videofluorography in patients with Lewy body disease. Parkinsonism Relat. Disord. 16（8）, 2010, 503-6.
11)　Ikeda, M. et al. Changes in appetite, food preference, and eating habits in frontotemporal dementia and Alzheimer's disease. J. Neurol. Neurosurg. Psychiatry. 73（4）, 2002, 371-6.
12)　Ahmed, RM. et al. Quantifying the eating abnormalities in frontotemporal dementia. JAMA Neurol. 71（12）, 2014, 1540-6.
13)　Alagiakrishnan, K. et al. Evaluation and management of oropharyngeal dysphagia in different types of dementia : A systematic review. Arch. Gerontol. Geriatr. 56（1）, 2013, 1-9.
14)　Goldberg, LS. et al. The role of gastrostomy tube placement in advanced dementia with dysphagia : A critical review. Clin. Interv. Aging. 9, 2014, 1733-9.
15)　Candy, B. et al. Enteral tube feeding in older people with advanced dementia : Findings from a Cochrane systematic review. Int. J. Palliat. Nurs. 15（8）, 2009, 396-404.

精神疾患患者の低栄養

東京医科歯科大学医学部保健衛生学科非常勤講師／
東京家政学院大学人間栄養学部人間栄養学科講師
腰本さおり こしもと・さおり

東京医科歯科大学大学院医歯学総合研究科
精神行動医科学分野リエゾン精神医学・精神腫瘍学担当准教授
竹内崇 たけうち・たかし

はじめに

　精神疾患とは脳の機能的な障害や器質的な問題によって生じる疾患の総称で、脳のはたらきの変化によって、感情や行動に著しい偏りがみられる状態のことです。厚生労働省の2022（令和4）年の報告では、精神疾患を有する総患者数は約419万人（入院約30万人、外来約389万人）で、誰もが一生のうちに一度は精神疾患を罹患するといわれています。

　精神疾患において体重管理は重要であり[1, 2]、2020（令和2）年度診療報酬改定では精神病棟の栄養サポートチーム加算が認められ、精神疾患患者に対する適切な栄養管理が求められています。精神疾患の診断には、アメリカ精神医学会の診断基準DSM-5（精神障害の診断・統計マニュアル第5版）[3]とWHOのICD-11（国際疾病分類第11版）[4]が用いられます。

　本稿では、統合失調症、気分障害、アルコール依存症、摂食障害と低栄養の関係について解説します。

統合失調症と低栄養の関係

01▷ 統合失調症の概念

　統合失調症は、被害妄想や幻聴などの急性期にしばしばみられる陽性症状と、自閉や意欲減退などの慢性的に持続する陰性症状があります。また、記憶力や判断力などの認知機能も障害されるために、作業能力の低下や柔軟な対処の困難さを生じ、社会生活全般に支障を来すことが多い疾患です（**表1**）。わが国の生涯有病率は0.6％との報告[5]があり、まれな疾患ではありません。また統合失調

表1　統合失調症のおもな症状

症状の分類	具体的な症状
陽性症状	被害妄想、幻聴など
陰性症状	自閉、意欲減退など
認知機能障害	作業能力の低下、柔軟な対処の困難さ

症は服薬中断によって、ほぼ再発します。

02 低栄養の要因

　日本の統合失調症患者は、低栄養の割合が高いことが報告されています。食生活の乱れによる食事量の変化、陰性症状による食欲の減退、幻聴・幻覚による拒食、食行動の異常、多動・不穏によるエネルギー消費の増大が低体重の要因となります[6〜9]。睡眠薬や抗不安薬による傾眠は食事摂取量の減少につながり、抗精神病薬により嚥下・咳反射低下、食行動阻害の副作用が生じる可能性もあります[10]。また、下剤の使用によって、栄養の吸収が十分に行われない場合があります。

03 栄養指導のポイント

　低栄養は、肺炎やサルコペニア、フレイルと関係します。服薬・生活状況、食事内容、活動量の評価から栄養状態を十分に把握しましょう。栄養指導に対する患者の意欲を確認することも重要です。一方、患者は食事内容や食生活を正確に表現できない場合があり、家族や医師、看護師からも情報収集し、患者の訴えや表現をていねいに確認する必要があります[11]。栄養指導はシンプルに行い、長期間かかっても栄養改善をめざしましょう。菓子パン、ジュース、スナック菓子の摂取量が多い場合は、ビタミン・ミネラル不足を補うように工夫できます。外来患者の場合は、食事の準備や買いものも含めて具体的に提案し、デイケアなどの集団療法のなかで栄養教室や料理教室を行うことも、患者の意欲向上につながる可能性があります。

気分障害と低栄養の関係

01 うつ病・双極性障害の概念

　おもな気分障害は、うつ病と双極性障害です。うつ状態だけがみられるうつ病に対し、双極性障害は、躁状態とうつ状態がくり返されます（**表2**）。

　DSM-5のうつ病の診断基準では、抑うつ気分、興味や喜びの減退、体重減少あるいは体重増加、不

表2　気分障害の分類と状態像

分類	状態像
うつ病	抑うつ気分、興味や喜びの減退などの抑うつ症状が 2 週間以上持続する
双極性障害	躁状態とうつ状態がくり返し出現する

眠または過眠、焦燥または制止、易疲労性または気力の減退、無価値観または罪責感、思考力や集中力の減退、死についての反復思考などの症状が含まれ、2 週間以上持続することとしています。うつ病の重症度は大まかに、日常生活が継続できる軽症、切迫した希死念慮（自殺願望）や身体状況の悪化などで即入院を要する重症、軽症と重症の間の中等症に分類されます [12]。わが国の生涯有病率は 6.1％といわれ、日本人の 16 人に 1 人は一生に一度はうつ病にかかる可能性があります [13]。また、女性のうつ病の生涯有病率は、男性と比較すると約 2 倍といわれています。

　双極性障害でみられる躁状態では、自尊心の肥大、睡眠欲求の減少、多弁、観念奔逸、注意散漫、活動性の増大などの症状が認められます。

　うつ病の治療としては、覚醒リズムの形成による心身の休息、ストレスの低減による環境調整、精神療法、薬物療法、電気けいれん療法、リハビリテーションが従来からありますが、近年は栄養学的アプローチの重要性が注目されています [14]。

02▷ 低栄養の要因

　うつ病による食欲の減退は栄養不良につながります。また栄養バランスの不均衡、間食、運動不足、睡眠不足は、抑うつ症状と関連することが報告されています [15]。食事が摂取できず脱水や重度低栄養が継続する場合は、経腸栄養や静脈栄養などを選択します。食欲不振では、食事の時間になっても食べないままで過ごすことや、味わって食事ができず義務感から食べていることもあります [14]。早朝覚醒により食事時間が不規則になること、朝食や昼食の欠食、簡素な食事になることなどもあります。

　一方、躁状態では病的な気分の高揚から活発に活動するためエネルギー消費量が多くなり、低栄養をひき起こすことがあります。

03▷ 栄養指導のポイント

　うつ病の症状である食欲の減退により減少した食事量は、うつ病に対する薬物療法や環境調整、精神療法などの治療によって改善することが期待されますが、生活状況、食事内容、活動量の評価から栄養状態を十分に把握しましょう。筋肉量が減少してサルコペニアに陥らないように、食事と運動の両方のアプローチが必要です [16]。

表3　アルコール依存症のおもな症状

症状	状態像
精神依存	依存性物質を渇望する状態
身体依存	耐性ができ、離脱症状を生じる

　また、理解力や一般的にまじめとされる性格傾向を考慮して、シンプルで負担のない栄養指導を心がけること、食事だけでなく生活習慣全般を改善することをめざしましょう。指導というよりも、各患者のペースに合わせたスモールステップで、安心感やモチベーションの向上につなげることが大切です[14]。

アルコール依存症と低栄養の関係

01 アルコール依存症の概念

　アルコール依存症は、DSM-5 では「アルコール使用障害」と呼ばれます。依存症には、精神依存と身体依存の 2 つの概念があります（表3）。精神依存とはアルコールなどの依存性物質を渇望する状態、身体依存とはアルコールなどを摂取し続けることにより耐性ができ、離脱症状を生じることです。

02 低栄養の要因

　アルコールは、たんぱく質、ビタミン、ミネラルなどの必要な栄養素を含有しない 7.1kcal/g の食品です。アルコール依存症患者は欠食が多く、アルコールを過剰摂取するためエネルギー量は充足される一方、必須アミノ酸、ビタミン、ミネラル類などの栄養素が欠乏します。アルコール依存症患者の体格指数（body mass index；BMI）は標準の範囲内であることが多いですが、肝疾患をはじめとする全身の臓器障害をひき起こします[17]。また脱水、ウェルニッケ・コルサコフ症候群、貧血、骨密度低下などを生じます。

03 栄養指導のポイント

　アルコール依存症患者は野菜の摂取量が少なく、食塩過多の傾向があります。食習慣、喫煙、社会的因子など生活全般を把握し、規則正しく 3 食食べることを目標とします。

　断酒をめざして、帰宅したらまずは食事をする、食べながら飲む、食べてから飲む、話しながら飲む、飲んだ量をアプリケーションで記録するなどの工夫により、栄養状態が少しでも改善するように

表4 神経性やせ症の分類と状態像

分類	状態像
摂食制限型	食事制限と運動のみで低体重を来す
過食排泄型	過食や自己誘発性嘔吐、緩下薬や利尿薬の乱用などを伴う

導きましょう[18]。飲酒欲求に対処する料理教室などのプログラムを組み込んだ栄養教室も効果的です。

摂食障害と低栄養

01 神経性やせ症の概念

DSM-5 の分類では「食行動障害および摂食障害群」に神経性やせ症が含まれます。神経性やせ症は、体型や体重に関する認知のゆがみや適切な認識の欠如を伴い、低体重となっているものです。食事制限と運動のみで低体重を来している場合は摂食制限型、過食や排出行動（自己誘発性嘔吐、緩下薬・利尿薬の乱用など）を伴う場合は過食排泄型に分類されます（**表4**）。

低体重が特徴の神経性やせ症に対し、神経性過食症では低体重はみられません。ところが、どちらも自己評価が過度に体型や体重に影響されるという認識のゆがみは共通しており、病型間の移行も認められます[19]。10 ～ 20 歳代の女性に多い傾向があり、衰弱、感染症、自殺などにより死亡する例もあります[20～23]。

02 低栄養の要因

ダイエット、過食、過剰な運動、自己誘発性嘔吐、緩下薬の乱用によって体重をコントロールすることに達成感をもっており、このような過度な食事制限のために低栄養が持続します。神経性やせ症は、自分の体型への不満、成熟への拒否感、低い自尊心、まじめで完璧主義な性格、家庭環境、学校でのいじめ、仕事への不適応などさまざまな要因が複雑に関連しています。また、スポーツ、受験、風邪による一時的な体重減少がきっかけとなることもあります[19]。

03 栄養指導のポイント

患者は、痩せや低栄養状態への自覚症状が乏しいことが多く、患者の申告に加えて家族から情報を収集することも必要です。患者の報告と客観的事実に相違点がある場合は、患者と医療者が対立関係にならないように留意し、道徳的・倫理的によいか悪いかを判断する態度は避け、共感的・受容的に

接することが重要です[19]。

　摂食障害患者は、体重増加や食行動の変化に恐怖感があり、食品に含まれるエネルギー量には関心が高いですが、栄養指導において拒否感が強いこともあります。食事量や体重・体型について批判するのではなく、患者自身が困っていることやつらいことに焦点をあて、不安や葛藤などの気持ちを温かく受け止められるようにかかわることが大切です[19]。患者と相談しながらくり返し栄養プランを練っていきましょう[14]。

精神病棟における管理栄養士の役割

　精神疾患と生活習慣病の関連が報告され、適切な栄養管理は効果があるというエビデンスにより、精神病棟の栄養サポートチーム加算が認められました。管理栄養士養成校では、精神疾患についてあまり勉強していないかもしれませんが、精神科医、看護師、公認心理師（臨床心理士）と一緒に症状、服薬などを確認したうえで、血液検査結果、食事内容、活動量、栄養状態、生活状況を適切に評価する必要があります。とくに、自傷リスクや希死念慮（自殺願望）がある場合、栄養指導は慎重に多職種で検討しなければなりません。患者を継続して支援し、信頼関係を築きながら時間をかけて栄養指導をすすめることが大切です。

引用・参考文献

1) World Health Organization. World mental health report : Transforming mental health for all. (https://www.who.int/publications/i/item/9789240049338, 2023 年 2 月閲覧).
2) GBD 2019 Mental Disorders Collaborators. Global, regional, and national burden of 12 mental disorders in 204 countries and territories, 1990-2019 : A systematic analysis for the global burden of disease study 2019. Lancet Psychiatry. 9 (2), 2022, 137-50.
3) American Psychiatric Association 原著. DSM-5® 精神疾患の分類と診断の手引. 染矢俊幸ほか訳. 高橋三郎ほか監訳. 日本精神神経学会日本語版用語監修. 東京, 医学書院, 2014, 377p.
4) World Health Organization. International statistical classification of diseases and related health problems (ICD). ICD-11. (https://www.who.int/standards/classifications/classification-of-diseases, 2023 年 2 月閲覧).
5) Baba, K. et al. Burden of schizophrenia among Japanese patients : A cross-sectional national health and wellness survey. BMC Psychiatry. 22 (1), 2022, 410.
6) Kitabayashi, Y. et al. Body mass index among Japanese inpatients with schizophrenia. Int. J. Psychiatry Med. 36 (1), 2006, 93-102.
7) Sugawara, N. et al. Prevalence of underweight in patients with schizophrenia : A meta-analysis. Schizophr. Res. 195, 2018, 67-73.
8) 恩田啓伍ほか. 統合失調症患者における肥満と低体重の問題. 臨床栄養. 133 (3), 2018, 290-6.
9) Sugai, T. et al. High prevalence of underweight and undernutrition in Japanese inpatients with schizophrenia : A

nationwide survey. BMJ Open. 5（12）, 2015, e008720.

10）福尾ゆかり. 精神科における栄養障害の原因と対策：体重増加・肥満, 体重減少・痩せと, 向精神薬および精神症状との関連. 臨床栄養. 133（7）, 2018, 998-1003.

11）石岡拓得ほか. 統合失調症患者の栄養評価ポイントと栄養食事指導効果. 前掲書8）. 297-303.

12）竹内崇. 精神疾患. 周産期医学. 46（10）, 2016, 1203-6.

13）Ishikawa, H. et al. Lifetime and 12-month prevalence, severity and unmet need for treatment of common mental disorders in Japan : Results from the final dataset of World Mental Health Japan Survey. Epidemiol. Psyciatr. Sci. 25（3）, 2016, 217-29.

14）功刀浩ほか. 臨床に役立つ精神疾患の栄養食事指導. 東京, 講談社, 2021, 240p.

15）Furihata, R. et al. Unhealthy lifestyle factors and depressive symptoms : A Japanese general adult population survey. J. Affect. Disord. 234, 2018, 156-61.

16）阿部裕二ほか. うつ病患者の栄養管理と栄養指導. 前掲書8）. 284-9.

17）細川裕子ほか. アルコール依存症男性における飲酒・喫煙・食生活とbody mass indexとの関わりについて. 日本アルコール・薬物医学会雑誌. 45（1）, 2010, 25-37.

18）後藤恵. 動機付け面接法による節酒指導. 臨床栄養. 119（6）, 2011, 646-50.

19）佐藤薫子ほか. 摂食障害. 産科と婦人科. 89（suppl）, 2022, 436-41.

20）Treasure, J. et al. Eating disorders. Lancet. 395（10227）, 2020, 899-911.

21）Amemiya, N. et al. The outcome of Japanese anorexia nervosa patients treated with an inpatient therapy in an internal medicine unit. Eat Weight Disord. 17（1）, 2012, e1-8.

22）安藤哲也ほか. 神経性やせ症（AN）初期診療の手引き. 国立研究開発法人日本医療研究開発機構（AMED）における研究開発課題「摂食障害の治療支援ネットワークの指針と簡易治療プログラムの開発」.（https://www.edportal.jp/pro/pdf/medical_cooperation_03.pdf, 2023年2月閲覧）.

23）日本摂食障害学会. 摂食障害：医学的ケアのためのガイド：AEDレポート2016第3版〈日本語版〉.（http://www.jsed.org/AEDGuide_JP.pdf, 2023年2月閲覧）.

第3章

管理栄養士が行う
低栄養患者へのアプローチ

1 経口摂取量減少の原因

実践女子大学生活科学部食生活科学科准教授
髙橋加代子 たかはし・かよこ

低栄養の背景

　わが国における人々の栄養状態は、社会環境が変化する時代背景とともに大きく移り変わってきました。戦後の食べものがなかった時代から、少しずつ食べものが入手しやすくなり、急激な経済成長とともに食事環境は激変しました。そこには、食糧不足による栄養不足の脱却と栄養改善をめざした栄養政策の改正が反映されています（**図**）[1]。ですが、食生活の改善をめざし、健康意識の啓発活動を行い、その後、さらに人々の生活が豊かになり、食べものがあふれる時代を迎え、生活習慣病という食生活の乱れから生じる問題を抱えるようになりました。その一方、超高齢化がすすみ、高齢者人口が増加し、医療保険ならびに介護保険の財政を圧迫しています。国民一人ひとりができるだけ自立した生活を営み、少しでも健康長寿をめざすことが、わが国の課題です。

　生活習慣病から生じるメタボリックシンドローム患者が増加傾向にある反面、多種多様な原因から食事摂取がうまくいかない、食べられない、食べても吸収できないといったことが起こり、低栄養に陥っている患者も多く、深刻な状況になっています。とくに高齢化により、持病がある人は病気が進行し、持病がない人も加齢による生理的な身体変化が現れ、身体機能が低下します。そういったなかで、高齢者の健康寿命の延命と生活の質（quality of life；QOL）の視点からの対応が重要となります。

　高齢者の低栄養状態は、新たな疾病の発症や障害の進行に大きくかかわるため、その対応の重要性が高まっています[2〜4]。高齢者施設入居者の約4割に低栄養状態が存在するとの報告[5]があり、高齢者の食事摂取量の改善が求められてきました。さらに、サルコペニアという加齢とともに筋肉量が減少する病態の概念[6]が提唱され、アジアのサルコペニアワーキンググループ（AWGS）から2014

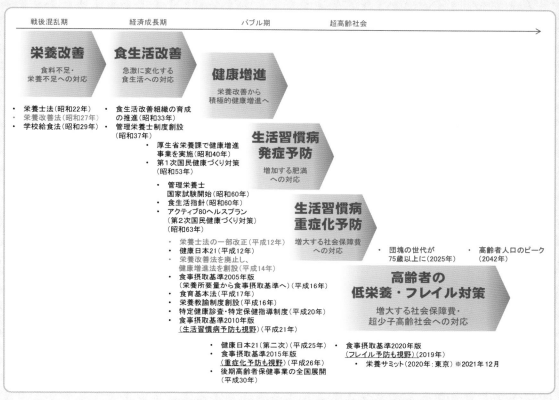

戦後混乱期	経済成長期	バブル期	超高齢社会

栄養改善
食料不足・
栄養不足への対応

食生活改善
急激に変化する
食生活への対応

健康増進
栄養改善から
積極的健康増進へ

- 栄養士法（昭和22年）
- 栄養改善法（昭和27年）
- 学校給食法（昭和29年）

- 食生活改善組織の育成
  の推進（昭和33年）
- 管理栄養士制度創設
  （昭和37年）

- 厚生省栄養課で健康増進
  事業を実施（昭和40年）
- 第1次国民健康づくり対策
  （昭和53年）

**生活習慣病
発症予防**
増加する肥満
への対応

- 管理栄養士
  国家試験開始（昭和60年）
- 食生活指針（昭和60年）
- アクティブ80ヘルスプラン
  （第2次国民健康づくり対策）
  （昭和63年）

**生活習慣病
重症化予防**
増大する社会保障費
への対応

- 栄養士法の一部改正（平成12年）
- 健康日本21（平成12年）
- 栄養改善法を廃止し、
  健康増進法を創設（平成14年）
- 食事摂取基準2005年版
  （栄養所要量から食事摂取基準へ）（平成16年）
- 食育基本法（平成17年）
- 栄養教諭制度創設（平成16年）
- 特定健康診査・特定保健指導制度（平成20年）
- 食事摂取基準2010年版
  （生活習慣病予防も視野）（平成21年）

- 団塊の世代が
  75歳以上に（2025年）
- 高齢者人口のピーク
  （2042年）

**高齢者の
低栄養・フレイル対策**
増大する社会保障費・
超少子高齢社会への対応

- 健康日本21（第二次）（平成25年）
- 食事摂取基準2015年版
  （重症化予防も視野）（平成26年）
- 後期高齢者保健事業の全国展開
  （平成30年）

- 食事摂取基準2020年版
  （フレイル予防も視野）（2019年）
- 栄養サミット（2020年：東京）※2021年12月

図　**我が国の栄養政策の変遷**（文献1より引用、一部改変）

年に診断アルゴリズムが提唱[7]され、診断基準も明確になってきました。

　サルコペニアは、その成因によって、原発性サルコペニアと二次性サルコペニアに分けられます（**表**）[8]。原発性サルコペニアは加齢に伴う筋肉量の減少であり、二次性サルコペニアは活動性の低下（廃用性萎縮）や摂食不良や吸収不良、食思不振などの低栄養、臓器不全や侵襲、腫瘍などの疾患に伴う筋肉量の減少といわれています[9, 10]。

低栄養の実態

　高齢者の栄養状態に影響を与える要因としては、葛谷が高齢者の低栄養の要因を明らかにしています[10]。「社会的要因」「疾病要因」「精神的心理的要因」「加齢の関与」「そのほか」に分類されています。しかし、栄養状態に影響を与える要因は複数であり、それぞれが関連して複雑な状況になってい

表　サルコペニアの分類（文献8より改変）

原発性サルコペニア（primary sarcopenia）	
年齢が関与したサルコペニア	年齢以外明らかな原因なし
二次性サルコペニア（secondary sarcopenia）	
活動量に関連したサルコペニア	ベッド上安静、不活発な生活習慣、体調不良、無重力状態
疾病が関与するサルコペニア	進行した臓器不全（心臓、肺、肝臓、腎臓、脳）、炎症性疾患、悪性腫瘍、内分泌疾患
栄養が関連するサルコペニア	摂食不良、吸収不良、食思不振

ます。とくに社会的要因は生活の基盤であり、今後の栄養状態への影響が大きいと推測されます。

経口摂取量が減少する理由

　まずは食事摂取量が減少する原因を探ることが重要です。とくに高齢者の食事は生活環境の影響が大きいでしょう。独居の高齢者は栄養摂取量自体が低下し、それは性別では差異がありません[10]。長年家事をこなしてきた女性であっても、手足が不自由になったり、腰痛などから長時間の調理がつらくなったり、何事も面倒になったりなどの理由で、加齢とともに自炊をする機会は激減します。食事をするときに、話をする相手がいないために食事を楽しめない「孤食」といった精神的な問題なども食欲に影響します。

　また、家族と同居している場合、食事を用意する人によっても食事内容が変わります。高齢者夫婦だけの場合は、さっぱりとした和食のパターンになることが多く、50歳代以上では「脂っこい食事は体によくない」と思い込み、大豆類や野菜中心の偏った食事になることもあります。若い世代と同居している場合も、好みが異なると食事が別になり、簡単な食事で済ませてしまうケースもあります。

　3食の食事のリズムを守れていることも重要です。定期的な運動や買いもの、犬の散歩など、活動量が確保されていれば食欲もわきますが、活動量が減少することで食欲が低下します。自宅で生活をしている人が、出不精になって外出を控えてテレビの前で過ごすことが多くなると、口さみしさで間食が増えてしまい、食事の代わりに菓子類を食べることも増えて、食事が1日2回に減ることもあります。さらに運動もしないので1回量も減少します。高齢者が食事を1回減らすと、たんぱく質の不足に直結します。

食物の購入方法が多岐にわたる現在の社会的環境では、うどんやカップめんなどのめん類やコンビニエンスストアのおにぎりやのり巻き、菓子パンなど、簡単なもので済ませてしまいがちです。このような食事では栄養バランスがくずれ、体を構成するたんぱく質が減少し、炭水化物中心の食事になっていることに気づけないケースが多くなります。また、年金生活、生活保護など金銭的な問題も大きく、食費の占める割合で購入する食品も違ってきます。

加齢や歯の衰えが咀嚼や嚥下機能に影響し、さらに味覚障害も出現し、食事量が減少します。味覚障害は、薬剤の服用からくる場合もあります。これらにより、深刻な場合は、低栄養、脱水、誤嚥性肺炎にもつながります。

ほかにも、がん緩和ケア患者や認知症患者などでは、嚥下障害、食事の仕方がわからなくなる、拒食・異食、用意された食事を認知できないなどが、食事量の低下による低栄養の原因としてあげられます。

このようなことから食事内容はもちろん、食事環境や食形態を考慮した食事支援が重要になり、体重減少を抑えるための多岐にわたる幅広い栄養管理が求められます。

栄養指導のアドバイス

高齢者の低栄養は、多種多様な要因が複雑に絡み合って起こります。栄養指導をする際には、キーパーソンや食事環境を確認し、金銭的な生活背景なども把握することで、患者が実践可能な内容になり、信頼も得られるでしょう。

「食べてはいけないもの」はないため、回数（頻度）、量、時間（タイミング）、食べ方を、患者の嗜好にあわせて指導することが大事です。嗜好にあわせながら、炭水化物に偏らず、必要なエネルギー量を確保する目安量を提示し、良質なたんぱく質を十分にとることができるようにしましょう。

たんぱく質のなかでも必須アミノ酸のロイシン（分岐鎖アミノ酸）の補給は、高齢者の筋肉の萎縮を改善するとの報告 [11, 12] や、ロイシンの補充が食後の筋肉たんぱく質合成の割合を増加させることを示唆した報告 [11, 13] もあります。食品の質にも配慮が必要です。

食事療法に対してマイナスのイメージを植えつけず、テレビの影響に惑わされることなく、無理強いはせずに「必要なものはとる」「とるなら効果があるほうがよい」という発想にチェンジする指導をします。

さらに、患者にあった食品や食事内容で具体的な選択方法を指導することが望まれます。たとえば、魚類をとってほしい場合は、「とろの刺身」「魚のあら煮」「魚の缶詰」「手づくり料理」「スーパーマー

ケットやコンビニエンスストアの惣菜」など、複数を提示して、患者が選択しやすいようにします。

　摂食嚥下機能が低下している場合は、食事内容だけでなく、ふだんの生活のなかでの注意として、食べこぼしが多い、かまずに丸呑みする、のどに詰まる、むせ、痰の増加、食事に時間がかかる、摂取量の減量などがあります。管理栄養士は、誤嚥しやすい食事や食品を把握する必要があります。また、食品レベル（食形態）や調理方法などの具体的な指導も必要となります。いも類などのでんぷん質を利用したとろみの工夫は簡単なため、実践しやすいです。また、マヨネーズなどの油脂類を使うとしっとりとして飲み込みやすく、高エネルギーにもなります。

　緩和ケア患者の場合は、食事に関する思いが人によって異なり、その人らしく生きるための環境をつくることが大事です。治療期から終末期までは、体重減少を抑えるために身の周りにある食品でプラスαできる方法を積極的に指導することが求められます。終末期では、食事が苦にならないように、苦痛を和らげることを優先した、傾聴しながらの栄養管理が求められます。

　抗がん薬治療では、副作用が強く、悪心などの症状の軽減を目指した治療となります。とくに侵襲ストレスによる口内炎は、食事摂取量を低下させ、それによって体重・筋肉減少とQOL低下をもたらすとの報告があります[12]。アミノ酸のシスチンとテアニンを顆粒状で摂取することによって口内炎が軽減した報告もあります[14]。

　認知症患者の場合は、嚥下障害、食事の仕方がわからなくなる、拒食・異食、用意された食事を認知できないなどといった症状から、対応をマニュアル化できないため、個々人に応じた食事提供が必要です。少量で高栄養の食品を提供し、一口を重視し、体重減少を食い止めることが求められます。

　いずれにしても、高齢者の低栄養には、購入しやすく、安価で、簡単調理で、食べやすく、保存が可能な食品をとり入れて、指導することが大事です。生活習慣病の指導とは内容がまったく異なります。過去に食事療法を受けたことがあり、その知識が根強く身についている患者もいます。「デザート類は食べてはいけない」という認識をもっている場合も多いため、むしろエネルギー摂取の必要性を説明し、コンビニエンスストアのおいしいデザートや食べやすいチューブタイプのゼリーなどによる高エネルギー確保を検討します。栄養状態にあわせて、スーパーマーケットやコンビニエンスストアなどで身近に購入できる冷凍食品やレトルト食品の選択方法、惣菜の組み合わせ、缶詰の利用方法などを提案し、必要エネルギー量を確保し、食事バランスのとり方を指導しましょう。

引用・参考文献

1) 厚生労働省. 管理栄養士・栄養士を取り巻く状況と管理栄養士国家試験出題基準（ガイドライン）改定の歩み.（https://www.mhlw.go.jp/content/10901000/000358651.pdf, 2023年2月閲覧）.

2）厚生労働省. 「日本人の食事摂取基準（2020 年版）」策定検討会報告書.（https://www.mhlw.go.jp/content/10904750/000586553.pdf, 2023 年 2 月閲覧）.

3）葛谷雅文. 長寿科学総合研究事業 高齢者の経口摂取の維持ならびに栄養ケア・マネジメントの活用に関する研究. 平成 21 年度総括・分担研究報告書. 2010.

4）古明地夕佳. 在宅利用者における低栄養状態の実態と要因分析. 日本健康・栄養システム学会誌. 16（2）, 2016, 20-7.

5）松田朗. 高齢者の栄養管理サービスに関する研究：報告書. 国立健康・栄養研究所. 1997.

6）Rosenberg, IH. Summary comments : Epidemiological and methodological problem in determining nutritional status of older persons. Am. J. Clin. Nutr. 50, 1989, 1231-3.

7）Chen, LK. Sarcopenia in Asia : Consensus Report of the Asian Working Group for Sarcopenia. J. Am. Med. Dir. Assoc. 15（2）, 2014, 95-101.

8）Cruz-Jentoft, AJ. et al. Prevalence of and Interventions for Sarcopenia in Ageing Adults : A Systematic Review. Report of the International Sarcopenia Initiative（EWGSOP and IWGS）. Age Ageing. 43（6）, 2014, 748-59.

9）海道利実ほか. がん治療とサルコペニア. 日本静脈経腸栄養学会雑誌. 32（1）, 2017, 822-8.

10）葛谷雅文. 高齢者栄養における重要かつ悩ましい問題. 日本静脈経腸栄養学会雑誌. 34（2）, 2019, 71-5.

11）伊藤貞嘉ほか監修. "高齢者". 日本人の食事摂取基準 2020 年版. 東京, 第一出版, 2020, 411-30.

12）Nicastro, H. et al. An Overview of the Therapeutic Effects of Leucine Supplementation on Skeletal Muscle Under Atrophic Conditions. Amino Acids. 40（2）, 2011, 287-300.

13）Leenders, M. et al. Leucine as a Pharmaconutrient to Prevent and Treat Sarcopenia and Type 2 Diabetes. Nutr. Rev. 69（11）, 2011, 675-89.

14）土屋誉. がん化学療法と栄養胃管理. 栄養経営エキスパート. 25（5・6）, 2020, 62-5.

15）髙橋加代子. 低栄養患者へのアプローチ①経口摂取量の減少の原因. ニュートリションケア. 13（8）, 2020, 728-32.

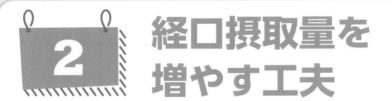

2 経口摂取量を増やす工夫

実践女子大学生活科学部食生活科学科准教授
髙橋加代子　たかはし・かよこ

はじめに

　食事は生命を維持するためだけのものではなく、生活の楽しみでもあり、無理やり食べさせることはできません。病院の入院食において、すべての患者の好みを優先することはできませんが、疾病やそれにまつわる状況などで食欲が低下した患者や摂取機能に問題が生じた患者への対応は必須です。食事摂取量が低下した患者が食事をそのまま残すということがないように、食事摂取に関する環境をととのえることも必要です。また、自力で食べることに障害や問題がある人は、障害となる原因の軽減もしくは介助が必要となります。介助者の協力によっても摂取量に影響します。

食事対応

　患者の体重減少の原因を探り、経口摂取を中心とした改善案の提示が基本になります。患者の病状と症状を知ったうえで、嗜好を把握し、食事回数や1回量、食形態などを検討します。食事は、1回量とバリエーションの配慮が重要です。品数が多いのは、健常人にとってはうれしいことですが、あまり食べられない人にとっては負担になることがあります。品数を増やすときは、量を少なくして「全部食べられた」という達成感を感じてもらうことも大切です（**表1**）。

　また、デザート類は時間や環境を工夫することで、摂取量に違いが出ます。入院患者の場合は、食事と同時に配膳するのではなく、10時や15時などに分食として提供したり、リハビリテーション後の水分補給やおやつとして提供したりするなど、多職種の協力が得られやすい方法も有用です。

表1　経口摂取を増やすために自宅でできる工夫

- 一度にドカッと食べるのではなく、食事＋間食のリズムをつくる
- 焼きせんべいよりも揚げせんべい、かりんとうなどの少量で高エネルギーのものを選ぶ
- コンビニエンスストアの高エネルギーのデザートを選び、頻度を増やす
- カットフルーツやフルーツ缶にヨーグルトを加える

がん

　がん治療においては、体重減少を防止することが大事になりますが、がんの進行度や種類によって、さらに患者の状態によって、栄養療法はまったく異なります。がんによる体重減少は、「がん関連性体重減少（cancer-associated weight loss；CAWL）」と「がん誘発性体重減少（cancer-induced weight loss；CIWL）」に分類されます[1, 2]。

　CAWLは、消化管の通過障害や化学療法などの治療の影響による体重減少であり、不足するエネルギーやたんぱく質を補うことで改善が期待でき、積極的な栄養介入が必要な病態といわれています[2]。治療開始前にさらなる栄養障害に陥ることが予測されるため、管理栄養士は、患者の治癒完遂率や予後、生活の質（quality of life；QOL）の向上に、栄養介入が寄与することを理解し、より早期に患者とかかわるべきであるといわれています[2]。

　低栄養患者は、抗がん薬の影響や放射線治療による副作用が強くなり、治療を中断しなければならないケースもあるので、体重を落とさず、栄養状態を低下させないことが重要です。がん末期には、悪液質が起こり、消化管に影響し、栄養障害が生じるので、栄養介入の時期やタイミング、かかわり方を、多職種と構築しておくことで状況によって対応が可能となります。

　患者の「食べたい」気持ちと食事提供時間のタイムラグもあります。翌日になれば、「食べたい」気持ちも変わってしまうかもしれません。厨房業務や在庫食品、すぐに入手可能な業者を把握しておき、希望する対応が可能かどうか、代替食品で賄えるかどうかを患者にきちんと説明できることが大事です。管理栄養士は「食べさせてあげたい」という思いが強くありますが、入院中に100％の対応ができるとは限りません。中途半端な返事をせずに、「できること」と「できないこと」の判断とインフォームドコンセントは必要です。食欲低下患者への対応のシステム構築も必要になります。栄養部門だけでなく、看護部門やリハビリテーション部門、薬剤部門などを含めた病棟サイドのスタッフとの連携を、栄養管理委員会などの院内組織をとおして体系化することも重要です。

　がん対応の食事は、病院によってさまざまな名称をつけて、一般食や治療食を区別していることが

多いです。提供の2時間前までなら食事変更可能な対応をとり、患者の体調にあわせて提供している施設もあります[2]。とくに、めん類や冷や奴など、のど越しのよいものやさっぱりとしたくだものが好まれます。

薬剤の服用

　薬剤は副作用を生じることがあります。食欲不振をひき起こす薬剤も多く、薬剤師との連携が必須となります。食思不振、口腔乾燥、嚥下障害、嘔吐や嘔気、嗅覚・味覚障害など、さまざまな副作用がありますが、これらの症状が食事摂取量に影響をおよぼすことを知っておく必要があります。食事摂取量が減少した場合、薬剤を原因の一つとして、医師や薬剤師と検討します。治療の優先順位を見きわめ、服用を一時的に中断する、もしくは種類を変更することもあります。

　また、管理栄養士として薬剤について調べることも重要ですが、薬剤部を訪ねて、薬剤師に「教えてください」と頼ることもコミュニケーションとして重要で、部門間の関係性の構築に役立ちます。現在はインターネットがあり、情報が入手しやすい時代ですが、薬の専門家である薬剤師と連携し、管理栄養士は栄養という専門領域で力を発揮できるように、貴重な時間を有効利用しましょう。

嚥下機能障害

　高齢者は、筋肉や筋力の低下とともに、認知機能や嚥下機能も低下します。摂食嚥下障害がある場合は、認知、咀嚼、嚥下などの機能に対応した食事が必要であり、不適切な食形態や食物は誤嚥のリスクを高めます。咀嚼機能が低下すると、かたいものがかめなくなり、肉などのかたい食品を避けるようになり、たんぱく質の不足にもつながります。嚥下機能が低下すると、水などの液体が飲み込みにくくなります。水分を控えがちになり、脱水をひき起こすこともあるので、注意が必要です。そのため、患者本人の機能にあわせた適切な食形態を選定する必要があります。十分な食事観察により、誤嚥の防止や食事摂取量の適正化を評価し、経口量を維持しなければなりません。

　嚥下調整食は、摂食嚥下障害患者の食べる機能を考慮して調理・工夫された食事であり、安全でなければなりません[3]。必要な栄養量と栄養素量、水分をとり、低栄養や脱水を予防します。嚥下調整食の特徴は、密度が均一であり、適当な粘度があってバラバラになりにくい、口腔や咽頭を通過するときに変形しやすい、べたつかないといわれています[4, 5]。「日本摂食嚥下リハビリテーション学会嚥下調整食分類2021」をベースに各施設で対応しましょう。

表2 経口摂取を増やすために自宅でできる嚥下調整食の工夫

- 市販のスープやレトルト食品にとろみ調整食品を用いてアレンジする
- MCTの粉末タイプのクリーミーさをいかした調理や、バターやマヨネーズを使って、高エネルギーでもボリュームを感じさせないようにする
- ポテトサラダやかぼちゃサラダなどにマヨネーズを追加して、しっとりさせる
- から揚げは、そのまま食べるよりも、麻婆豆腐の素をかけるととろみもつき、味も変化する
- 市販のひじき煮に豆腐を混ぜると白和えになる
- ツナ缶+マヨネーズ+豆腐でなめらかになる

食事の名称は病院や施設によって異なりますが、「きざみ食」を保有する施設があります。この「きざみ食」は、食塊形成が不十分でバラバラのまま飲み込まれているのではないかと予測されています。あんかけなどで対応し、肉類などはスベラカーゼ（フードケア）に漬け込んで調理することでやわらかくなり、安全な食事提供を行うことができます。自宅で簡単にできる工夫を表2に示します。

水や茶などの液体は、とろみ調整食品でとろみをつけて提供します。温度によって物性が変化し、使用する量によってとろみの程度が異なります。患者ごとにとろみの程度を評価し、つねに一定の濃度を保って提供することが安全性につながります。

また、嚥下調整食を提供する場合、必要エネルギー量に対して、嚥下調整食以外での栄養量を把握しておくことが重要です。手づくりで対応する病院や施設は、中鎖脂肪酸（medium chain triglyceride；MCT）や経腸栄養剤を調理に添加することができます。市販品を使用する場合は、ゼリーなどの高エネルギータイプの食品を患者にあわせて使い分ける必要があります。

リハビリテーション

サルコペニアに対しては、良質なたんぱく質と、たんぱく質のなかでも必須アミノ酸のロイシン（分岐鎖アミノ酸）の補給が、高齢者の筋肉の萎縮を改善するとの報告[6, 7]があります。しかし、どのタイミングでの提供が効果的かは確立されていないようです。国際スポーツ栄養学会の栄養素摂取のタイミングに関するポジションペーパーは、「運動前後の炭水化物+たんぱく質（たんぱく質単独）摂取は筋肉増加と体組成改善を促進する」「運動直後〜2時間後までの良質なたんぱく質摂取は筋たんぱく質合成を刺激する。しかし、栄養素摂取のタイミングよりも栄養素摂取そのもののほうが重要である」と述べています[8, 9]。入院している場合、リハビリテーション後にかならず摂取することは困難なので、食事時に提供し、患者本人に保管してもらって、可能なタイミングで摂取してもらうとよいでしょう。コストや患者の好み、ボリュームなどを検討して提供します。

表3 　市販品でエネルギー量を増やす工夫

- ●調理者が簡単につくることができる方法を選ぶ
- ●飽きがこないように、簡単な方法でバリエーションをつける
- ●見た目にボリュームを出さず、食べる負担にならないように注意する
- ●見た目の楽しさを盛りつけで工夫する
- ● MCT の粉末をポタージュやシチューに加える
- ● MCT をヨーグルトやコーヒーに加える
- ●具体的な調理法を提案する
  - →アボカドと納豆、アボカドとネギとろを和えて、マヨネーズ＋しょうゆで食べる
  - →ツナ缶＋マヨネーズ＋豆腐
  - →スクランブルエッグ＋チーズ＋マヨネーズ or ケチャップ
  - →レトルトハンバーグ＋レトルトカレー or シチュー
  - →コンビニエンスストアのレトルト焼きさけ＋チーズ
  - →さんまのかば焼き（缶詰）を卵とじにする

栄養指導

　初回の栄養指導では、患者の病状はもちろん、生活背景や精神面、金銭面を含めた情報を時間をかけて確認し、患者にあわせた食事のアドバイスを行います。目標の目安量を示すことも大切です。2回目以降では、食事の内容と体重の変化を評価し、今後のプランを考えます。

　食べられない患者には、たとえば温かいご飯にバターとしょうゆをかけると風味が出て、量的な負担も減ります。また、1回量を 1/2 程度にし、嗜好にあわせた高栄養の栄養補助食品を活用します。味だけでなく、飲料タイプやゼリータイプなど、患者によって好みが異なります。ゼリータイプでもチューブタイプやカップタイプがあります。甘いものが苦手な患者には、スープ類に MCT やたんぱく質の粉末、高栄養の栄養剤を加えるなどの対応をします（**表3**）。

　また、食塩量に制限があって摂取量が低下している患者の場合は、血清ナトリウム値を確認し、味が濃い料理で食欲がわくように工夫することもあります。

　栄養に関しては量と質で評価します。エネルギー量が確保されているか、たんぱく質量とアミノ酸価の高い食品を摂取できているか、料理からの食事量が減少してきた場合に栄養剤で補充できているかなどが確認のポイントになります。

　栄養補助食品をすすめる場合は、患者の好みにあったものを聞きとりして選択します。さらに、どこで入手できるかなどの購入方法の説明も必要です。近所のドラッグストアや調剤薬局の利用、通信販売など、具体的にアドバイスします。高齢者の場合、家族のサポートが得られるかどうかで購入方

表4　乳製品の変更による栄養量の変化の例

種類	量	エネルギー (kcal)	たんぱく質 (g)	脂質 (g)	炭水化物 (g)	カルシウム (mg)	そのほか
牛乳	200mL	137	6.8	7.8	9.9	227	
低脂肪牛乳 (乳飲料)	180mL	106	6.5	4.0	11.0	700	鉄分 7.5mg
飲むヨーグルト	180mL	93	5.6	1	16.2	206	
もっともっとカルシウム (ピーチ味)	125mL	75	0.1	0	18.7	200	
固形ヨーグルト	78g	80	2.7	2.4	11.8	87	

表5　主食の変更による栄養量の変化の例

五分粥 250g（普通盛）	全粥 300g（普通盛）	軟飯 200g（普通盛）	米飯 200g（普通盛）
エネルギー：83kcal たんぱく質：1.3g	エネルギー：195kcal たんぱく質：3.3g	エネルギー：226kcal たんぱく質：3.6g	エネルギー：312kcal たんぱく質：5g
五分粥 150g（小盛）	全粥 200g（小盛）	軟飯 100g（小盛）	米飯 100g（小盛）
エネルギー：50kcal たんぱく質：0.8g	エネルギー：130kcal たんぱく質：2.2g	エネルギー：113kcal たんぱく質：1.8g	エネルギー：156kcal たんぱく質：2.5g

法のすすめ方が異なります。

　また、長期休暇の直前で退院になるケースや、退院直前に栄養補助食品や栄養剤の購入を希望するケースなど、退院後の栄養療法に支障を来さないように、栄養補助食品についての検討を、病棟とのカンファレンスやクリニカルパスに組み込みましょう。

　栄養補助食品の特性をいかすことも大切ですが、食事の基本に立ち返って、主食や乳製品の安易な変更の影響を理解しておくことも大切です（表4、5）。

　管理栄養士は、病状にあわせて、食品や料理を工夫する必要があります。調理の苦痛や家族の負担を軽減するために、市販品の利用を指導することもあります。患者の嗜好や病態を考慮して、継続可能な食事療法を提案することが重要です。

引用・参考文献

1）　今村博司ほか．がん化学療法による体重変化のしくみと対応策．臨床栄養．120（7），2012，857-62．

2）佐々木めぐみほか. 化学療法施行時患者に対する栄養介入の意義：栄養士の立場から. 日本静脈経腸栄養学会誌. 33 （4）, 2018, 995-9.

3）日本摂食嚥下リハビリテーション学会編. 日本摂食嚥下リハビリテーション学会eラーニング対応 第5分野 摂食嚥下障害患者の栄養 Ver.2 ：日本摂食・嚥下リハビリテーション学会eラーニング対応. 東京, 医歯薬出版, 2015, 104p.

4）山田好秋. よくわかる摂食・嚥下のメカニズム. 第2版. 東京, 医歯薬出版, 2013, 176p.

5）江頭文江. 食べる機能を引き出す食形態の工夫：嚥下調整食. 日本静脈経腸栄養学会誌. 31 （2）, 2016, 693-8.

6）伊藤貞嘉ほか監修. "高齢者". 日本人の食事摂取基準2020年版. 東京, 第一出版, 2020, 411-30.

7）Nicastro, H. et al. An Overview of the Therapeutic Effects of Leucine Supplementation on Skeletal Muscle Under Atrophic Conditions. Amino Acids. 40 （2）, 2011, 287-300.

8）Kerksick, CM. et al. International Society of Sports Nutrition Position Stand : Nutrient Timing. J. Int. Soc. Sports. Nutr. 14, 2017, 33.

9）西岡心大. 特性を知って栄養管理に活かそう：管理栄養士が知っておくべきアミノ酸製剤の使い方. ヘルスケア・レストラン. 27 （9）, 2019, 18-9.

10）髙橋加代子. 低栄養患者へのアプローチ②経口摂取量を増やす工夫. ニュートリションケア. 13 （8）, 2020, 733-8.

3　栄養補助食品の活用

東北医科薬科大学病院栄養管理部管理栄養士長

早坂朋恵 はやさか・ともえ

「がんばって食べましょう」は禁句

　経口摂取がすすまない患者にどのように必要な栄養を確保してもらうか、それは日ごろから私たちの悩ましいテーマです。このような患者に「どれくらい食べましたか？」「もうちょっとがんばって食べましょう」などと、声をかけていませんか？ 食欲低下状態の患者はこれらの言葉に対して、プレッシャーを感じます。ますます食事摂取を負担に感じてしまうことも少なくありません。「がんばって食べましょう」というフレーズは禁句です。

　栄養をとおして患者に信頼されてこそ、ケアが成立すると感じています。食事摂取量が芳しくない患者のベッドサイドに訪問するときは、患者の食事に対する不満や希望を真摯な態度で傾聴するように努めます。そして入院中には、短時間でも足しげく患者のもとに訪問し、声かけを継続することが大切です。食事がすすまないのは、治療に対する不安や金銭面などの個人的な心配事が原因で食事がすすまないケースもあるかもしれません。

栄養補助食品の摂取状況を確認する

　大好物のスイーツやおいしい寿司であっても、毎日毎食と提供されれば、誰でもウンザリします。ましてや、経腸栄養製品や栄養補助食品においては、なおのことであると想像がつくと思います。

　筆者も、食事介入を開始した当初は、食事摂取量が低下している患者のベッドサイドを訪問して、経腸栄養製品や栄養補助食品の試食を行い、好みに合う製品を食事に追加して、栄養の帳尻を合わせるだけで満足していました。しかし、食事に栄養補助食品を追加するだけではなく、管理栄養士・栄

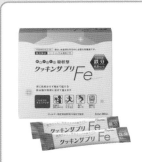
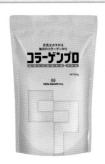
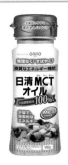
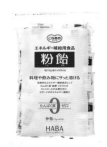

クッキンサプリ Fe （タイヨーラボ）	コラーゲンプロ （新田ゼラチン）	日清 MCT オイル （日清オイリオグループ）	粉飴 （ハーバー研究所）
鉄含有加工食品。1 包（3.4g）で 6.8mg の鉄が摂取できる。	コラーゲンペプチドが原料。10g で 9.4g のたんぱく質が摂取できる。	中鎖脂肪酸油。10g で 90kcal のエネルギーが摂取できる。	13g で 50kcal。甘味が砂糖の 1/10。甘い味が苦手な人でも摂取しやすい。

図1 筆者施設で採用している栄養補助食品

養士は患者の摂食状態を確認することが重要です。

　患者とのコミュニケーションが不十分で、患者の床頭台や冷蔵庫に残食している経腸栄養製品や栄養補助食品を見逃すことは、栄養改善業務を遂行できていないことになります。医師や病棟看護師から「〇〇さんの栄養製品、飲まずにたまっているよ」「もう食べていないから止めてください」などの連絡が来て、他職種から怠慢だと評価されても、何も反論できません。栄養補助食品を追加した場合は、その後の摂取状況のモニタリングを行い、摂取できていない場合は患者に食べられそうな味や食形態を聴取します。意思疎通が困難な場合は、看護師や言語聴覚士などの多職種からの情報も有用です。

患者が摂取できる食品をみつける

　当院では、患者が摂取できる料理や食品を聞きとり、献立の品数を増やさずに栄養強化することで喫食率と栄養摂取量の増加を図っています。聞きとり調査では「おかずはほとんど摂取しないけれど粥だけは全部食べる」「ヨーグルトなら全部食べる」「みそ汁は大好き」など、何か一つでも摂取できる料理や食品を聴取します。

　料理の材料として添加できる食品を模索し、試食を重ねた結果、当院では**図1**の食品の採用に至り

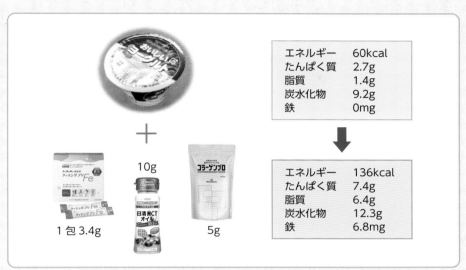

エネルギー	60kcal
たんぱく質	2.7g
脂質	1.4g
炭水化物	9.2g
鉄	0mg

10g

1包 3.4g　　　5g

エネルギー	136kcal
たんぱく質	7.4g
脂質	6.4g
炭水化物	12.3g
鉄	6.8mg

図2　ヨーグルトに鉄・たんぱく質・エネルギーを強化した例

ました。クッキンサプリ Fe（タイヨーラボ）は 1 包 3.4g で鉄が 6.8mg、コラーゲンプロ（新田ゼラチン）は 10g あたり 9.4g のたんぱく質が摂取できます。日清 MCT オイル（日清オイリオグループ）は、液状タイプは 10g で 90kcal のエネルギーが摂取できます。粉飴（ハーバー研究所）は 13g で 50kcal、甘味が砂糖の 1/10 ですので甘い味が苦手な人でも摂取しやすいです。当院の NST の提案ではすっかりおなじみの食品です。患者には内緒で添加することもあります。なぜなら先入観で警戒して食べてもらえなくなる場合があるからです。

　実際にどのくらいの差があるのかを図2に示します。普通のヨーグルトにクッキンサプリ Fe 1 包、日清 MCT オイル 10g、コラーゲンプロ 5g を加えます。味がしないといっても日清 MCT オイルを入れすぎれば、油でキラキラになり、油臭も気になります。コラーゲンプロを加えすぎるとにおいに敏感な人はゼラチンくささを感じます。当院では試食を重ね、ちょうどよい量として 1 料理におよそ図2の量に統一しています。エネルギーは 2 倍以上、たんぱく質は約 3 倍、鉄を強化することもできます。

　次に、料理に栄養補助食品を加えた食品の一例です（図3）。食欲不振の患者に人気の冷たいとろろそばです。食欲低下を認める患者なので、めんは 1/2 量にして、とろろには日清 MCT オイルを添加しました。意外にとろろは油っぽくならず、食感も変わりません。めんつゆには粉飴を 13g 分包を 1 袋加えました。のど越しのよいオクラも好まれます。栄養量を比較すると、約 190kcal エネルギーを

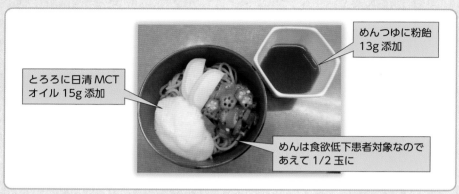

とろろに日清 MCT
オイル 15g 添加

めんつゆに粉飴
13g 添加

めんは食欲低下患者対象なので
あえて 1/2 玉に

図3　栄養補助食品の使用例（とろろとオクラのミニ冷そば）

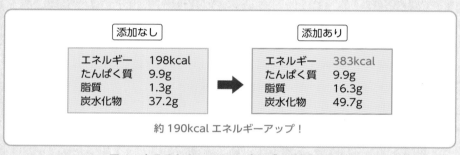

添加なし

エネルギー	198kcal
たんぱく質	9.9g
脂質	1.3g
炭水化物	37.2g

添加あり

エネルギー	383kcal
たんぱく質	9.9g
脂質	16.3g
炭水化物	49.7g

約190kcal エネルギーアップ！

図4　とろろとオクラのミニ冷そばの栄養量の比較

増加させることができました（**図4**）。コンビニエンスストアのさけおにぎり1個のエネルギーと同じくらいになります。

医薬品の経腸栄養剤の特徴を知っておこう

　私たちは入院中の低栄養患者に対して、さまざまなアプローチをしていますが、退院後に同じようにできるとは限りません。患者の家族背景はさまざまであり、食品の栄養補助食品は実費になるので、経済的な理由で購入がむずかしい患者がいるのも現実です。また、食事のほとんどを宅配弁当や外食を利用していて調理がまったくできない患者に対して、「粉を混ぜるだけ」と説明しても、それすら面倒がって実行してもらえないこともあります。患者一人ひとりのバックグラウンドを尊重しながら、けっして押しつけはせず、サポートすることが重要であると感じています。入院中は「おいしくない」

表 経口摂取で使用される医薬品の経腸栄養剤

商品名	エンシュア・リキッド®	エンシュア®・H	エネーボ® 配合経腸用液	ラコール® NF 配合経腸用液	イノラス® 配合経腸用液
	(画像提供：アボット)	(画像提供：アボット)	(画像提供：アボット)	(画像提供：大塚製薬工場)	(画像提供：大塚製薬工場)
メーカー名	アボットジャパン	アボットジャパン	アボットジャパン	大塚製薬工場	大塚製薬工場
区分	半消化態流動食	半消化態流動食	半消化態流動食	半消化態経腸栄養剤	半消化態経腸栄養剤
容量	250mL	250mL	250mL	200mL	187.5mL
濃度	1kcal/mL	1.5kcal/mL	1.2kcal/mL	1kcal/mL	1.6kcal/mL
	250mL（1 缶）	250mL（1 缶）	250mL（1 缶）	200mL（1 パウチ）	187.5mL（1 パウチ）
エネルギー（kcal）	250	375	300	200	300
たんぱく質（g）	8.8	13.2	13.5	8.76	12
脂質（g）	8.8	13.2	9.6	4.46	9.66
炭水化物（g）	34.3	51.5	39.6	31.24	39.79
フラクトオリゴ糖	–	–	1.7	–	–
水分（g）	213	194	203	約170	約140
ビタミンA（μgRE）	187.7	281.5	190	124	283.1
ビタミンD（μg）	1.25	1.88	2.8	0.68	5.01
ビタミンE（mg）	7.5	11.3	11	1.3	7.48
ビタミンK（μg）	17.5	26.0	29	12.5	24.99
ビタミンC（mg）	38	57	63	56.2	66.6
ビタミンB$_1$（mg）	0.38	0.57	0.51	0.76	0.37
ビタミンB$_2$（mg）	0.43	0.65	0.80	0.49	0.53
ビタミンB$_6$（mg）	0.50	0.75	0.77	0.75	0.47
ビタミンB$_{12}$（μg）	1.5	2.3	0.88	0.64	1.5
葉酸（μg）	50	75	68	75	80.1
ナイアシン（mg）	5.0	7.5	4.5	5	5.01
パントテン酸（mg）	1.25	1.88	2.5	1.92	2
ビオチン（μg）	38	57	13	7.72	16.69
イヌリン（g）	–	–	–	–	3
タウリン（mg）	–	–	45	–	–
L-カルニチン（mg）	–	–	32	–	50.1
ナトリウム（mg）	200	300	230	147.6	270
食塩相当量（g）	0.51	0.76	0.59	0.38	0.69
カリウム（mg）	370	560	300	276	551
塩素（mg）	340	510	250	234	416
カルシウム（mg）	130	200	290	88	266.6
リン（mg）	130	200	250	88	333.4
マグネシウム（mg）	50	75	52	38.6	123.4
マンガン（mg）	0.50	0.75	1.4	0.27	1.33
鉄（mg）	2.25	3.38	4.4	1.25	3.67
銅（mg）	0.25	0.38	0.48	0.25	0.3
亜鉛（mg）	3.75	5.63	4.5	1.28	4
セレン（μg）	–	–	20	5	16.9
クロム（μg）	–	–	31	–	13.1
モリブデン（μg）	–	–	34	–	9.9
ヨウ素（μg）	–	–	–	–	43.1
味の種類	ストロベリー味	バニラ味 コーヒー味 バナナ味 黒糖味 メロン味 ストロベリー味 抹茶味	バニラ味	ミルクフレーバー コーヒーフレーバー バナナフレーバー コーンフレーバー 抹茶フレーバー	ヨーグルトフレーバー りんごフレーバー コーヒーフレーバー いちごフレーバー

「飲みたくない」と経腸栄養剤を拒否していた患者が退院後は保険適用医薬品の経腸栄養剤をあっさり受け入れて飲んでいた、というようなケースにもしばしば遭遇します。

　退院後、経口摂取を目的に処方される医薬品の経腸栄養剤は**表**の5つがおもなものです。1mL/1kcal のほか、1mL/1.2 ～ 1.6kcal と高エネルギーの製剤も各種発売されています。味は以前と比較するとかなり改良されていて、飲みやすくなっていますし、さまざまなフレーバーが発売されています。病院によっては、すべてのフレーバーの取り扱いができないかもしれません。その場合、院内処方ではむずかしくても、院外処方で医師のコメントがあれば、いろいろなフレーバーの経腸栄養剤を入手することが可能です。

おわりに

　食欲が低下している患者が、濃厚な経腸栄養剤を大きなマグカップ1杯分くらいを毎日飲むのはたいへんなことだと思います。1日に2本も3本もとなると、さらに厳しいと思います。また、摂食嚥下機能が低下している患者には、液状の栄養剤をそのまま提供するのは危険です。これらの特徴を理解し、患者の症状や嗜好にあわせた栄養補助食品のアレンジを提案することが、私たち管理栄養士・栄養士にしかできない重要なミッションです。

引用・参考文献

1）早坂朋恵. 低栄養患者へのアプローチ③栄養補助食品の活用. ニュートリションケア. 13（8）, 2020, 739-43.

4　市販食品の活用

東北医科薬科大学病院栄養管理部管理栄養士長
早坂朋恵 はやさか・ともえ

栄養補助食品は栄養補給のツールとして便利だけれど……

　みなさんはもう十分にご存じですが、ほとんどの低栄養患者はとても小食です。それゆえ、コンパクトに必要栄養量を確保できるようにサポートすることが最大のポイントです。

　前項（**101ページ**）では、さまざまな栄養補助食品の活用について述べました。しかし一方で、経腸栄養剤を飲むことそのものに抵抗がある、通信販売のシステムを使いこなせない、わざわざ購入するのは面倒だなどの理由で、栄養補助食品の購入が困難だという患者に遭遇することは、めずらしいことではありません。また、最近よく耳にするのは「高額だから」という、金銭的な理由により購入がむずかしいという意見です。

　これらの患者に対し、私たち管理栄養士・栄養士はどのようなサポートを行っていけばよいのでしょうか？

患者の食事内容を聞きとろう

　まずは、患者の摂取量や嗜好、食習慣を知ることが大切です。患者もしくは調理を担当している家族に、ふだん摂取している食事内容や好んでよく食べている食品など、簡単に1日分の食事摂取について聞きとり調査を行い、具体的な食事内容の「見える化」を図ります。すると、「朝はパン食である」「朝はみそ汁を欠かさない」「牛乳を毎日飲む」など、患者それぞれが摂取している食事内容や特徴が明らかになっていきます。

　次に、1日の摂取栄養量を計算し、必要栄養量と照らし合わせてどの栄養素がどれくらい不足して

いるのかを伝えます。そして、「おいしく」「負担なく」栄養が充足できる食品の選択について一緒に考えていきます。

管理栄養士も日ごろからの商品のリサーチが大切

　高齢の患者や体の不自由な患者から、「なかなか自宅から遠いスーパーマーケット（スーパー）へは買いものに行けないため、身近にあるコンビニエンスストア（コンビニ）やドラッグストアを利用している」という話をよく耳にします。たしかに最近のコンビニやドラッグストアで取り扱う食品の品ぞろえはスーパーにも引けをとりませんし、カット野菜や冷凍食品、1人用の調理済み惣菜などの充実ぶりには目を見張るものがあります。

　みなさんも、それらの店舗に買いものに行った際には「絶好の情報収集の機会だ」と思って、自分の目的の品物を購入するだけではなく、こまめに食品売り場のリサーチを行いましょう。これらのアイテムをよく知っておくことで、患者の嗜好とマッチする商品を迅速に選択してすすめることが可能になります。

まず優先すべき栄養素は「エネルギー」

　低栄養患者に最優先するべき栄養素は何でしょうか？　もちろん、たんぱく質や脂質、そしてミネラルもビタミンも大切ですが、もっとも優先するべき栄養素はエネルギーです。

　エネルギー摂取量の不足が続くと、足りないエネルギーを補うために、骨格筋などの体たんぱく質や脂肪組織の分解によるエネルギー産生が行われます。体たんぱく質や脂肪組織がどんどん分解されてしまうため、骨格筋は萎縮し、皮下脂肪は消失し、体重も著しく減少します[1]。あっというまに高齢の低栄養患者はサルコペニアに陥り、さらにロコモティブシンドロームやフレイル、咀嚼力の低下による摂食嚥下障害などを併発するリスクが高くなります。患者の必要エネルギー確保が、筋肉と体たんぱく質の喪失予防になるのです。

少量で高エネルギーの市販食品を紹介しよう

　患者がよく食べているパンについて、具体的な例を図1に示します。バターロールは、やわらかくて食べやすいサイズであるため好んで摂取している患者が多いです。プレーンなバターロールは1個

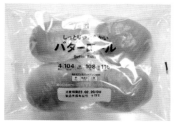

1個あたりエネルギー 104kcal

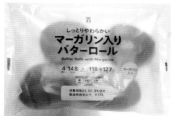

1個あたりエネルギー 148cal

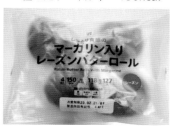

1個あたりエネルギー 150kcal

※ 1袋4個入りで食べきりやすい
※ 1個あたり30円前後とリーズナブルな価格もおすすめしやすい

図1 バターロールの種類別エネルギー量

表1 小さくて食べやすい菓子パン

1個あたりの 栄養価	いちごジャムパン	つぶあんぱん	クリームパン	ランチパック® （ピーナッツ）	たまご蒸しパン
エネルギー（kcal）	84	135	151	161	401
たんぱく質（g）	1.7	3.6	3.1	3.7	5.3
脂質（g）	1.1	1.0	7.0	8.4	23.3
炭水化物（g）	17.3	28.9	19.0	17.7	42.6
食物繊維（g）	0.6	2.1	0.4	−	0.4
食塩相当量（g） 推定値	0.1	0.1	0.1	0.3	0.6
	いちごジャムパン	つぶあんぱん	クリームパン	ランチパック つぶつぶピーナッツ	しっとりたまご蒸しパン

あたりのエネルギーが104kcalですが、マーガリン入りバターロールは1個あたり148kcal、マーガリン入りレーズンバターロールは1個あたり150kcalとエネルギー量が増加します。

　また、菓子パンを摂取しているという患者も多くいます。患者に糖尿病の既往がなければ、糖質や脂質の含有量が多い、小さくて高エネルギーのパンを紹介しましょう（**表1**）。ソーセージ入りやピザ風の調理パンも高エネルギーですが、それぞれ患者の好みや咀嚼力を配慮しながらすすめます。

第3章　管理栄養士が行う低栄養患者へのアプローチ

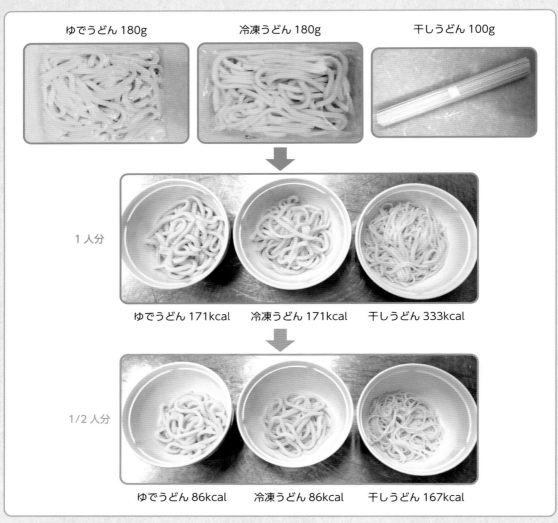

図2　うどんの見た目の量とエネルギーの比較

　次に、めん類としてうどんを比較します。ゆでうどんや冷凍うどんは、めん自体がフワッとしてボリュームがあります。そのため、めんが好物だという低栄養患者も、1人分を食べきるという人はほとんどいません。がんばって食べても、1/2人分を食べるのがやっとです。ゆでうどんと冷凍うどんの1/2人分（90g）は86kcalですが、干しうどんは1/2人分（50g）でも167kcal摂取できます（図2）。栄養相談をしていると、「ほかの食品は少量しか摂取できないけれど、干しうどんは細くてツルツルと飲み込みやすいので、1人分（約80〜100g、266〜333kcal）を食べられるという患者

表2　おにぎりの栄養価比較

	梅干し	昆布	べにざけ	ツナマヨネーズ
エネルギー（kcal）	166	172	183	259
たんぱく質（g）	2.9	3.3	5.7	5.1
脂質（g）	0.8	0.7	2.3	10.7
炭水化物（g）	37.8	39.3	36.0	36.6
食物繊維（g）	2.0	2.3	1.9	1.9
食塩相当量（g）推定値	1.5	1.1	0.8	1.2

も意外と多いです。

　おにぎりは、具材によってエネルギーとたんぱく質の量が大幅に変わります。患者がよく購入するおにぎりの種類を聞き、栄養量を提示しながら、おすすめのおにぎりを提案しましょう（**表2**）。

トッピングでさらにエネルギー増加を

　最近は、「米から炊飯することがおっくうなので、パックご飯を利用する」という患者も多くなりました。パックご飯は100〜200gまで、さまざまなグラム数の商品が発売されています。

　主食のエネルギーを増加するには、手軽にエネルギー確保ができるトッピングを施します。定番の卵や納豆のほかに、天かす（揚げ玉）もおすすめです。天かすは、ほとんどのスーパーやコンビニ、ドラッグストアで安価に売られ、10g（大さじ2杯）あたり約60kcalと高エネルギーの食品です。できあがっためんにパッとかけたり、ご飯にめんつゆやすし酢と一緒にサッと混ぜるだけで、簡単にエネルギー増加が可能です。また、小さいおにぎりにすると手軽で食べやすくなります（**図3**）。

　それもおっくうでできないという患者には、自宅にある植物油脂を加える方法を伝えましょう。えごま油やオリーブ油のような特別なものでなくても、家にあるサラダ油などでも構いません。主食や納豆、スープ類など何でもよいので、患者が好んで摂取している料理にスプーン1杯垂らすだけで、約ご飯半膳分（45kcal）のエネルギー摂取ができます。

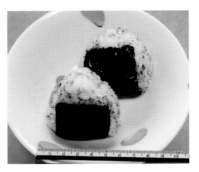

栄養価（1人分）

エネルギー	241kcal
たんぱく質	7.3g
脂質	4.5g
炭水化物	43.8g
食物繊維	0.3g
食塩相当量	0.5g

材料（1人分）

ご飯	100g
天かす	10g（大さじ2）
すし酢	5mL
あみえび	5g（大さじ1）
ごま	適宜
あおさ	適宜
焼きのり	適宜

つくりかた

①ご飯100gに計量した材料を加えて、さっくりと混ぜ合わせる。

②1つ5cm程度の小さなおにぎりにする。

※すし酢で味つけしているので、油っぽさが中和されて意外とさっぱり食べられる

図3　超かんたん天かすおにぎり

患者の嗜好を第一に尊重しよう

「パンやめんなら食べられるけれど、やはり日本人だからご飯やお粥も食べたほうがよい」と考えている患者やその家族は少なくありません。「日本食品標準成分表2020年版（八訂）」では、手づくり粥（米1：水6）の場合、100gで65kcalと明記されています。一方、市販のレトルト粥は1袋の内容量が250gでエネルギーは85～90kcalです。これを100gに換算すると34～36kcalとなり、エネルギーはかなり少なめです。

　そのため、米にこだわる必要はありません。たとえば三食パンを主食にして、「煮魚とパン」といった一見ちぐはぐなメニューが含まれていても、患者がおいしくて食べやすいのであれば、まったく問題がないことを強く伝えましょう。

即席めん、炭酸飲料、氷菓子は低栄養患者の救世主？

　食欲がない低栄養の入院患者から「食べたい」という要望があっても、自施設では病院食として提供できず、筆者が日ごろからたいへん悩ましく思っている食品があります。それはインスタントラーメン、コーラやサイダーなど加糖の炭酸飲料、そしてソーダ味の氷菓子です。

　これらの3食品は、とくにがんの化学療法と放射線療法、そして悪液質状態の低栄養患者にとって、不動の人気を誇ります。インスタントラーメンは1人分で450kcal前後あり、だんとつの高エネルギー食品です。加糖の炭酸飲料は200mLで80〜90kcal、ソーダ味の氷菓子は1本で64kcalです。何度も食事相談に向かってもつれない返事で、病院食にはまったく見向きもしなかった患者が、これらの三大人気食品を持ち込んでおいしそうに摂取している光景を見ると、正直なところ複雑な思いになりますが、きっぱりと病院食の負けを認めざるをえません。みなさんの病院・施設では、このような場合にどのような対応をしていますか？　けっしてジャンクフード扱いをせず、場合によっては個人対応食の一つとして提供することを検討すべきなのかもしれません。

　私たち管理栄養士・栄養士は、食材のみならず、次々と発売されるたくさんの市販食品の栄養価や特徴についても、日ごろから興味をもち、知識を深め、「患者に役立つ情報提供ができる食の専門家」としてサポートすることが重要な任務であると感じています。

引用・参考文献

1）小川佳子. 低栄養状態の原因と分類. ニュートリションケア. 13（8）, 2020, 710-4.

MEMO

ダウンロード

第4章

ダウンロードできる栄養補助食品の活用レシピ

レシピ一覧

レシピ名	エネルギー（kcal）	たんぱく質（g）	ページ
バターミルクチキンカレー	443	16.8	118
栄養満点シチュー	424	16.2	119
やさしい甘さの伊達巻き	165	10.7	120
なすチャプチェ	407	13.9	121
簡単スイートポテト	121	2.2	122
フレンチトースト	305	8.5	123
フルーツサンド	340	7.6	124
いちご入りティラミス	159	3.9	125
チーズリゾット	660	22.3	126
フォンダンショコラ	427	11.6	127
生クリームどら焼き	365	9.3	128
クリームコロッケ風	321	8.1	129
みたらしだんご	204	4.6	130
ふんわりバナナのフレンチトースト	620	14.2	131
具だくさん♪ うま味たっぷりポテトチャウダー	415	18.3	132
手軽で簡単！明太ポテトサラダ	143	1.2	133
栄養たっぷり白玉だんご	244	5.8	134
一口チョコアイス	118.9	2.5	135
レンジであつあつ！ 簡単オートミールリゾット	359.5	13.6	136
ヨーグルト風味のあっさりケーキ	250	8.0	137

※医薬品については、各種添付文書をご確認ください。

資料ダウンロード方法

本書の資料は、WEBページからダウンロードすることができます。以下の手順でアクセスしてください。

■メディカID（旧メディカパスポート）未登録の場合

メディカ出版コンテンツサービスサイト「ログイン」ページにアクセスし、「初めての方」から会員登録（無料）を行った後、下記の手順にお進みください。

https://database.medica.co.jp/login/

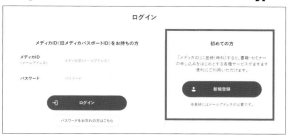

■メディカID（旧メディカパスポート）ご登録済の場合

①メディカ出版コンテンツサービスサイト「マイページ」にアクセスし、メディカIDでログイン後、下記のロック解除キーを入力し「送信」ボタンを押してください。

https://database.medica.co.jp/mypage/

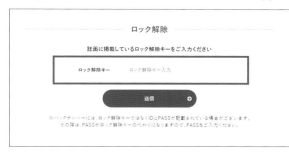

②送信すると、「ロックが解除されました」と表示が出ます。「ファイル」ボタンを押して、一覧表示へ移動してください。

③ダウンロードしたい資料のサムネイルを押すと「ダウンロード」ボタンが表示され、資料のダウンロードが可能になります。

ロック解除キー　N3itRu5dS

バターミルクチキンカレー

社会医療法人財団慈泉会相澤病院栄養科科長　**矢野目英樹** やのめ・ひでき

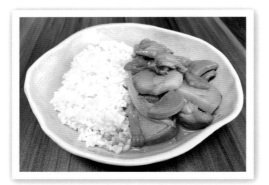

栄養価（1人分）

エネルギー ……………………… 443kcal
たんぱく質 ……………………… 16.8g
脂質 ……………………………… 24.7g
炭水化物 ………………………… 51.6g
食物繊維 ………………………… 4.6g
食塩相当量 ……………………… 2.6g
※ご飯は栄養価に含めない。

材料（2人分）

バター ………… （大さじ 1）12g
たまねぎ……… （1/2 個）100g
にんじん ……… （1/2 本）60g
じゃがいも ……（2 個）300g
鶏肉 ……………… （1 枚）100g
水 ……………………… 200mL
カレールウ（辛口）……… 2 片
コンソメ
　………… （小さじ 1/2）1.5g
メディミル®ロイシンプラス
（コーヒー牛乳風味）… 100mL
ご飯 …………………………… 適量

[使用した栄養補助食品]
メディミル®ロイシンプラス
（コーヒー牛乳風味）
（ネスレ日本）‥1 パック 100mL
エネルギー …………… 200kcal
たんぱく質 ………………… 8.0g
脂質 ……………………… 10.3g
炭水化物 ………………… 20.4g
食物繊維 ………………… 1.9g
食塩相当量 ……………… 0.3g

つくりかた

❶ たまねぎはうす切りに、にんじんとじゃがいもは皮をむいて半月形に切る。鶏肉は一口大に切る。
❷ 鍋にバターを入れて溶かし、たまねぎを加えて透明になるまで炒める。
❸ にんじんとじゃがいもを加え、軽く火がとおるまで炒める。
❹ 鶏肉を加え、色が変わってきたら水とコンソメを加えて弱火で煮込む。
❺ 具材に火がとおったら、火を止めカレールウを溶かし入れる。メディミル®ロイシンプラスを入れて全体を混ぜる。
❻ 沸騰直前まで再度温める。ご飯と一緒に盛りつける。

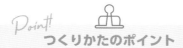

Point! **つくりかたのポイント**

●栄養剤が甘いので、カレールウは辛口を使うのがおすすめです。
●同じくコーヒー風味のヘパス（クリニコ）や、プロキュア Z（日清オイリオグループ）を使ってもよいでしょう。
●鶏肉は豚肉や牛肉に変更してもよいでしょう。
● 1 人分の BCAA は 1,035mg（ロイシン 720mg）です。

栄養満点シチュー

社会医療法人財団慈泉会相澤病院栄養科科長 **矢野目英樹** やのめ・ひでき

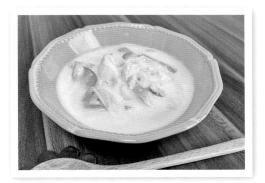

栄養価（1人分）

エネルギー	424kcal
たんぱく質	16.2g
脂質	17.5g
炭水化物	50.6g
食物繊維	4.8g
食塩相当量	0.4g

材料（2人分）

バター	（大さじ 1）	12g
たまねぎ	（1/2 個）	100g
にんじん	（1/2 本）	60g
じゃがいも	（2 個）	300g
鶏肉	（1 枚）	100g
薄力粉	（大さじ 2）	18g
水		200mL
コンソメ	（小さじ 1/2）	1.5g
メディミル®ロイシンプラス（バニラ風味）		100mL

[使用した栄養補助食品]
メディミル®ロイシンプラス
（バニラ風味）
（ネスレ日本）‥ 1 パック 100mL

エネルギー	200kcal
たんぱく質	8.0g
脂質	10.3g
炭水化物	20.4g
食物繊維	1.9g
食塩相当量	0.3g

つくりかた

1. たまねぎはうす切りに、にんじんとじゃがいもは皮をむいて半月形に切る。鶏肉は一口大に切る。
2. 鍋にバターを入れて溶かし、たまねぎを加えて透明になるまで炒める。
3. にんじんとじゃがいもを加え、軽く火がとおるまで炒める。
4. 鶏肉を加え、色が変わったら薄力粉を加えて混ぜる。水とコンソメを加え、弱火で煮込む。
5. 具材に火がとおったら、メディミル®ロイシンプラスを入れ、全体を混ぜる。

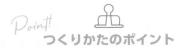

つくりかたのポイント

- 栄養補助食品のバニラ風味をいかしたレシピです。甘すぎる場合は、コンソメの量で味を調整してください。
- 1 人分の BCAA は 1,035mg（ロイシン 720mg）です。

第4章 ダウンロードできる栄養補助食品の活用レシピ

やさしい甘さの伊達巻き

社会医療法人財団慈泉会相澤病院栄養科科長　**矢野目英樹** やのめ・ひでき

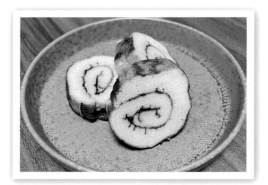

栄養価（1人分）

エネルギー ……………………… 165kcal
たんぱく質 ……………………… 10.7g
脂質 ……………………………… 9.2g
炭水化物 ………………………… 8.8g
食物繊維 ………………………… 0.5g
食塩相当量 ……………………… 0.8g

材料（2〜4人分）

卵（Mサイズ）‥ (4個) 200g
はんぺん ………… (1枚) 100g
かつおだし …… (小さじ1) 3g
みりん ………… (小さじ1) 6g
こいくちしょうゆ
　………………… (小さじ1) 6g
メディミル®ロイシンプラス
（いちごミルク風味） …… 100mL
油 …………………………… 適量

[使用した栄養補助食品]
メディミル®ロイシンプラス
（いちごミルク風味）
（ネスレ日本）‥ 1パック 100mL
エネルギー …………… 200kcal
たんぱく質 ……………… 8.0g
脂質 …………………… 10.3g
炭水化物 ……………… 20.4g
食物繊維 ………………… 1.9g
食塩相当量 ……………… 0.3g

つくりかた

1. フードプロセッサーまたはミキサーに卵を割り入れ、はんぺんをちぎり入れる。なめらかになるまでかくはんする。
2. かつおだし、みりん、こいくちしょうゆ、メディミル®ロイシンプラスを加え、全体が混ざるようにかくはんする。
3. 卵焼き器またはフライパンに油を入れて温め、❷を流し入れる。アルミホイルでふたをして焼き色がつくまで焼く。裏返して中まで火がとおるまで加熱する。
4. 熱いうちにまきす、またはアルミホイルなどで巻き、輪ゴムで数ヵ所を止めて粗熱をとる。
5. 冷蔵庫で冷やし、食べやすい大きさに切る。

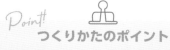

Point! つくりかたのポイント

- フライパンに1回で入りきらない場合は、2回に分けてつくりましょう。
- 砂糖の代わりに、いちごミルク風味のメディミル®ロイシンプラスを使用しているため、やさしい甘さに仕上がります。
- 同じくいちご味のプロキュアZ（日清オイリオグループ）を使ってもよいでしょう。
- 1人分のBCAAは500mg（ロイシン225mg）です。

なすチャプチェ

社会医療法人財団慈泉会相澤病院栄養科科長 **矢野目英樹** やのめ・ひでき

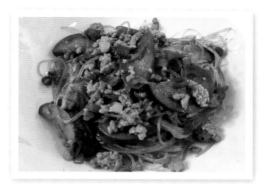

栄養価
（1人分）

エネルギー	407kcal
たんぱく質	13.9g
脂質	18.1g
炭水化物	47.2g
食物繊維	3.9g
食塩相当量	0.9g

材料
（2人分）

ひき肉	100g
なす （2本）	200g
乾燥はるさめ	50g

A
テンメンジャン （大さじ 1/2）	6g
コチュジャン （大さじ 1/2）	6g
ごま油 （小さじ 1）	4g
明治メイバランス Mini （コーヒー味）	125mL
しょうがチューブ （3cm）	6g

油	適量
小ねぎ	適量

［使用した栄養補助食品］
明治メイバランス Mini
（コーヒー味）（明治）
.... 1本 125mL

エネルギー	200kcal
たんぱく質	7.5g
脂質	5.6g
炭水化物	31.8g
食物繊維	2.5g
食塩相当量	0.28g

つくりかた

1. なすを縦半分に切り、さらに斜め切りにして水にさらす。
2. 調味料 A を合わせる。
3. フライパンに油を入れ、なすを炒める。全体に火が入ったらひき肉を入れる。
4. ひき肉の色が変われば②と乾燥はるさめを入れる。
5. はるさめがしんなりしたら、器に盛りつけて、小ねぎをちらす。

Point! つくりかたのポイント

- 牛・豚ひき肉を使用すれば、油は少なくて済みます。
- 乾燥はるさめは水で戻さずにそのまま入れるので、簡単に調理することができます。
- 小ねぎをちらすことで彩りが加わり、食欲がアップします。

簡単スイートポテト

東京医科歯科大学病院臨床栄養部副部長 **斎藤恵子** さいとう・けいこ

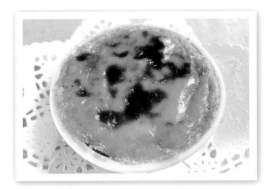

栄養価（1個分）

エネルギー …………………… 121kcal
たんぱく質 ………………………… 2.2g
脂質 ……………………………………… 2.3g
炭水化物 ………………………………… 22.3g
食物繊維 ………………………………… 1.3g
食塩相当量 ……………………………… 0.1g

材料（小カップ5個分）

さつまいも ………………… 300g
明治メイバランス
ブリックゼリー（プレーン）
………………………………… 110g
砂糖 ……………………………… 10g
卵黄 ……………………（1個）20g

［使用した栄養補助食品］

明治メイバランス
ブリックゼリー（プレーン）
（明治）………………… 1本220g
エネルギー …………… 350kcal
たんぱく質 ……………… 12.0g
脂質 ……………………… 14.0g
炭水化物 ………………… 47.2g
食物繊維 ………………… 4.2g
食塩相当量 ……………… 0.51g

つくりかた

❶ さつまいもは皮をむいて適当な大きさに切り、水につけてあく抜きする。

❷ ❶のさつまいもの水気をふきとり、電子レンジ対応の袋に入れ、口を開けたまま電子レンジ（600W）で約5分加熱する。

❸ 袋の空気を抜いて口を閉じ、温かいうちに袋の上からめんぼうなどでつぶす。つぶし残りは、めんぼうを転がしたり指でつまんだりしてつぶす。

❹ 粗熱がとれたら、砂糖と明治メイバランスブリックゼリーを入れて、袋の口を閉じてもみ込む。

❺ 袋の先を切って、カップに絞り出す。

❻ 卵黄を❺に塗り、オーブントースターで焼き色がつくまで焼く。

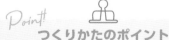

Point! つくりかたのポイント

● 袋1つあれば簡単につくることができます。

● 材料もシンプルです。ぜひつくってみてください。

● さつまいもの甘さで砂糖の量を調整してください。

● 焼かずにそのまま食べてもよいです。

● 冷凍して保存できます。

フレンチトースト

東京医科歯科大学病院臨床栄養部副部長 **斎藤恵子** さいとう・けいこ

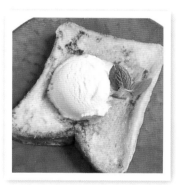

栄養価（1枚分）

エネルギー	305kcal
たんぱく質	8.5g
脂質	11.8g
炭水化物	40.5g
食物繊維	1.3g
食塩相当量	0.7g

材料（2枚分）

食パン（6枚切り）	2枚
明治メイバランス Mini カップ（コーヒー味）	125mL
卵（M サイズ）（1個）	50g
砂糖	10g
バター	20g

［トッピング］

アイスクリーム	100g
メープルシロップ	大さじ2
ミント	適宜

［使用した栄養補助食品］

明治メイバランス Mini カップ（コーヒー味）（明治）
1本 125mL

エネルギー	200kcal
たんぱく質	7.5g
脂質	5.6g
炭水化物	31.8g
食物繊維	2.5g
食塩相当量	0.33g

つくりかた

❶ ボウルに卵、砂糖、明治メイバランス Mini カップを入れ、よく混ぜる。

❷ バットに❶と食パンを入れ、途中で裏返して液体をすべて吸い込むまで 15 〜 20 分ほど置いておく。

❸ フライパンにバターを入れて弱〜中火にかけ、バターが溶けたら❷を重ならないように入れ、ふたをして 3 〜 4 分蒸し焼きにする。

❹ パンが少し膨らんで焦げ目がついたら、裏返してふたをしてさらに 3 〜 4 分焼き、両面に焦げ目がついたら皿に盛りつける。

❺ 好みでアイスクリーム、メープルシロップ、ミントなどをトッピングする。

Point! つくりかたのポイント

● 前日のうちに漬け込んでおくと朝食に便利です。砂糖の代わりにはちみつを使ってもよいでしょう。ミルク味でもミルクティー味でもおいしくできます。

● 好みで、ホイップした生クリーム、ジャム、チョコレートシロップ、フルーツなどをトッピングしてください。

● 焼き上がりの粗熱がとれたら、1 枚ずつラップして冷凍保存することもできます。解凍はラップをふんわりとかけ、食パン 1 枚分につき電子レンジ（500W）で 3 〜 4 分加熱します。仕上げにフライパンやオーブントースターで表面を少し焼くと、カリッとした焼きたての食感が楽しめます。

フルーツサンド

東京医科歯科大学病院臨床栄養部副部長　**斎藤恵子**　さいとう・けいこ

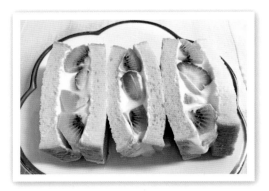

栄養価（1枚分）

エネルギー	340kcal
たんぱく質	7.6g
脂質	17.1g
炭水化物	37.2g
食物繊維	2.9g
食塩相当量	0.7g

材料（2人分）

食パン（8枚切り）	4枚
生クリーム（脂肪47%）	100g
アップリード（りんご風味）	100mL
いちご	2個
キウイ	1個
黄桃（缶詰）	30g

つくりかた

❶ いちごはへたをとり、半分に切っておく。キウイは皮をむいて縦に4等分する。黄桃は4等分にくし切りする（表面の水分は、ペーパータオルなどで拭きとっておく）。

❷ ボウルに生クリームを入れて泡立て器で9分立てにし、アップリードを加え、ツノがピンと立つくらいまで泡立てる。

❸ ❷を食パンに塗る。端までクリームをのせるとクリームがはみ出てしまうので、食パンの端まで塗らないようにする。

❹ フルーツをのせる。フルーツは、パンをカットする部分に並べるときれいな断面に仕上がる。あらかじめ、どのようなかたちにカットするかを決めてからのせていく。

❺ もう1枚のパンでサンドし、ラップで包む。カットする方向を決め、油性ペンで目印をつけておく。

❻ 冷蔵庫で1時間くらい冷やしてから包丁でカットする。

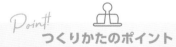

Point! つくりかたのポイント

● フルーツは、みかん、マンゴー、バナナ、ぶどうなどでもおいしいです。水分が少ないものを選ぶとつくりやすいです。

● もも風味、メロン風味のアップリードminiもおすすめです。

● 生クリームは脂肪含有量の多いものを選び、かために泡立てることがポイントです。ハンドミキサーを使用すると簡単です。

● フルーツをサンドしたら、ラップに包み冷蔵庫で休ませましょう。ラップごとカットすると切りやすいです。

［使用した栄養補助食品］

アップリード（りんご風味）（ニュートリー）‥1本 100mL	
エネルギー	400kcal
たんぱく質	14.0g
脂質	21.5g
炭水化物	37.4g
食塩相当量	0.38g

いちご入りティラミス

東京医科歯科大学病院臨床栄養部副部長 **斎藤恵子** さいとう・けいこ

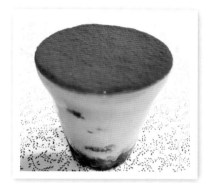

栄養価（1個分）

エネルギー ························ 159kcal
たんぱく質 ·························· 3.9g
脂質 ····································· 5.9g
炭水化物 ··························· 22.1g
食物繊維 ···························· 0.5g
食塩相当量 ························· 0.8g

材料（2人分）

クリームチーズ ············· 50g
ニュートリーコンク 2.5 ·· 50g
マシュマロ ····················· 20g
砂糖 ··································· 5g
カステラ ············· 1 切れ 35g
インスタントコーヒー ······· 2g
水 ································· 50mL
いちご ······························ 80g
ココア ································· 2g

[使用した栄養補助食品]
ニュートリーコンク 2.5
（ニュートリー）··· 1 本 200mL
エネルギー ·············· 500kcal
たんぱく質 ················ 16.2g
脂質 ························· 12.8g
炭水化物 ···················· 83.0g
食物繊維 ····················· 5.0g
食塩相当量 ················· 1.22g

つくりかた

① 耐熱容器にクリームチーズ、ニュートリーコンク 2.5、マシュマロ、砂糖を入れ、ラップをふんわりとかけ電子レンジ（500W）で 1 分 30 秒加熱する。

② ①を泡立て器でなめらかになるまでよくかくはんし、冷蔵庫で30 分くらい冷やす。

③ インスタントコーヒーを水で溶かしておく。カステラは 1.5cm角くらいに切っておく。

④ いちごはへたをとって、大きいものは 8 等分、小さいものは 4 等分にする。

⑤ 器にカステラを敷き、コーヒーをかける。その上に半分のいちごを入れ、②の半分を入れる。

⑥ ⑤の上に残りのいちごを入れ、②の残りを入れる。

⑦ 最後に茶こしでこしながらココアをかける。

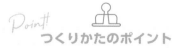

Point つくりかたのポイント

● 部分的ではなく、上から下まですべて一緒に食べてください。

● フルーツはなくてもよいですが、入れるとアクセントになります。バナナやキウイを入れるのもおすすめです。

● カステラの代わりに、ビスケットやシリアルを使ってもよいです。

チーズリゾット

東京医科歯科大学病院臨床栄養部副部長 **斎藤恵子** さいとう・けいこ

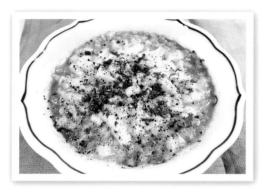

栄養価（1人分）

エネルギー	660kcal
たんぱく質	22.3g
脂質	18.8g
炭水化物	79.7g
食物繊維	3.2g
食塩相当量	2.8g

材料（1人分）

ご飯	100g
インスタントみそ汁（生みそタイプ）	1袋
リカバリーK5	200mL
チーズ	20g
ブラックペッパー	適宜
パセリ（みじん切り）	適宜

つくりかた

❶ 大きめの器に、インスタントみそ汁の素（みそ）を入れ、泡立て器などで混ぜながらリカバリーK5を少しずつ入れて溶かす。

❷ ご飯を加え、ラップをふんわりとかけ電子レンジ（500W）で約2分加熱する。

❸ ❷をとり出して、盛りつける器に入れ替え、チーズをのせて、さらに1分加熱する。

❹ ブラックペッパーとパセリをかける。

[使用した栄養補助食品]

リカバリーK5（ニュートリー）	1本330mL
エネルギー	300kcal
たんぱく質	15.0g
脂質	8.0g
炭水化物	45.3g
食物繊維	6.0g
食塩相当量	1.26g

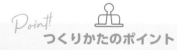

Point! つくりかたのポイント

● 最初の電子レンジでの加熱は吹きこぼれやすいので、大きめの器を選んでください。

● ブラックペッパーがよいアクセントになります。

● インスタントのトマトスープの素でもおいしくつくることができます。

● 粉チーズをトッピングしてもよいでしょう。

フォンダンショコラ

日本大学短期大学食物栄養学科非常勤講師 **杉山清子** すぎやま・きよこ

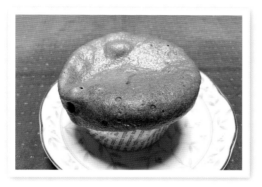

栄養価
（1人分）

エネルギー	427kcal
たんぱく質	11.6g
脂質	7.7g
炭水化物	78.7g
食物繊維	3.7g
食塩相当量	0.9g

材料
（1人分）

明治メイバランス Arg
Mini カップ（ミルク味）
.... 62.5mL
ホットケーキミックス粉
.... 75g
ココアパウダー 2.5g
板チョコレート 10g

つくりかた

❶ ホットケーキミックス粉と明治メイバランス Arg Mini カップを
　 ボウルに入れ、よく混ぜる。
❷ ❶にココアパウダーを入れ混ぜる。
❸ カップ容器に❷を流し入れる。
❹ ❸の中央に板チョコレートを入れ込む。
❺ 電子レンジ（500W）で 2 分加熱する。

[使用した栄養補助食品]

明治メイバランス Arg
Mini カップ（ミルク味）
（明治）............. 1 本 125mL
エネルギー 200kcal
たんぱく質 10.0g
脂質 7.5g
炭水化物 25.0g
食物繊維 2.5g
食塩相当量 0.34g

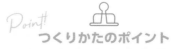

Point!
つくりかたのポイント

● 牛乳の代わりに明治メイバランス Arg Mini カップを使用して
　 います。
● 温かい状態で食べると、なかのチョコレートが溶けて食べやす
　 くなります。
● 冷めたら電子レンジで数秒温めてください。

生クリームどら焼き

日本大学短期大学食物栄養学科非常勤講師　**杉山清子**　すぎやま・きよこ

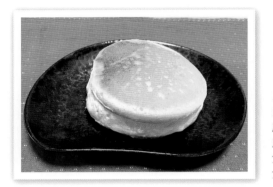

栄養価（1人分）

エネルギー	365kcal
たんぱく質	9.3g
脂質	13.2g
炭水化物	53.1g
食物繊維	2.3g
食塩相当量	0.7g

材料（1人分）

明治メイバランス ブリックゼリー（抹茶味）	55g
ホットケーキミックス粉	50g
牛乳	25mL
卵	（1/4個）12.5g
油	1.3g
生クリーム	12.5g

つくりかた

① ホットケーキミックス粉、牛乳、卵をボウルに入れ、よく混ぜる。
② ホットプレートに油をうすく引き、①を2等分して丸型に流し入れ、焼く。
③ ボウルに生クリームを入れ、8分立てまで泡立てる。
④ ③に明治メイバランスブリックゼリーを入れ、よく混ぜる。
⑤ ②に④をはさむ。

［使用した栄養補助食品］

明治メイバランス ブリックゼリー（抹茶味）（明治）	1本 220g
エネルギー	350kcal
たんぱく質	12.0g
脂質	14.0g
炭水化物	47.2g
食物繊維	4.2g
食塩相当量	0.51g

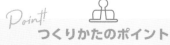

Point! つくりかたのポイント

● 明治メイバランスブリックゼリーと生クリームがやわらかすぎるときは、冷蔵庫で冷やすとかたくなります。
● 明治メイバランスブリックゼリーは、味を変えてつくってもよいでしょう。
● あずきを加えてもよいでしょう。
● 材料は4人分（4個）がつくりやすいです。

クリームコロッケ風

日本大学短期大学食物栄養学科非常勤講師 **杉山清子** すぎやま・きよこ

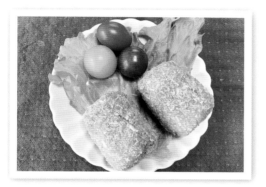

栄養価
（1人分）

エネルギー	321kcal
たんぱく質	8.1g
脂質	11.0g
炭水化物	48.9g
食物繊維	2.8g
食塩相当量	0.7g

材料（1人分）

明治メイバランス ぎゅっと Mini（コーンスープ味）	83mL
じゃがいも	100g
食塩	0.5g
こしょう	少々
パン粉	10g
オリーブ油	10g

[使用した栄養補助食品]
明治メイバランス
ぎゅっと Mini
（コーンスープ味）（明治）
.... 1 本 100mL

エネルギー	200kcal
たんぱく質	7.5g
脂質	5.6g
炭水化物	31.8g
食物繊維	2.5g
食塩相当量	0.33g

つくりかた

❶ じゃがいもを洗い、ラップに包んで電子レンジ（600W）で約5分加熱する。

❷ 鍋にやわらかくなったじゃがいもを入れてマッシャーでつぶし、明治メイバランスぎゅっと Mini、食塩、こしょうを混ぜて火にかけ、水分をとばす。

❸ ❷を2等分にして俵型に成形する。

❹ パン粉とオリーブ油を混ぜて耐熱皿に敷き、オーブントースターできつね色になるまで焼く。

❺ ❸に❹をまぶす。

Point! つくりかたのポイント

● コロッケのたねは粗熱をとってから成形するとよいでしょう。

● 揚げるよりも焼き色をつけたパン粉を使うほうが破裂せず、簡単に調理できます。

● ソースをかけてもおいしく食べられます。

第4章 ダウンロードできる栄養補助食品の活用レシピ

みたらしだんご

日本大学短期大学食物栄養学科非常勤講師　**杉山清子**　すぎやま・きよこ

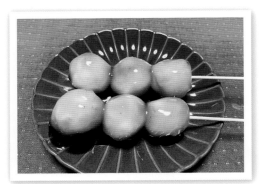

栄養価
（1人分）

エネルギー ……………………… 204kcal
たんぱく質 ……………………… 4.6g
脂質 ………………………………… 3.6g
炭水化物 ………………………… 36.7g
食物繊維 ………………………… 0.4g
食塩相当量 ……………………… 0.5g

材料
（1人分）

MCT トウフィール ……… 43g
白玉粉 …………………………… 33g
A{
　こいくちしょうゆ …… 3g
　みりん ………………………… 3g
　砂糖 …………………………… 3g
　片栗粉 ………………………… 3g
　水 ………………………… 20mL
}

つくりかた

❶ MCT トウフィールと白玉粉をボウルに入れて、まとまるまで混ぜる。
❷ ❶を 6 等分にして丸く成形する。
❸ 鍋に水を沸騰させ、❷をゆでる。浮き上がってきてから 3 分ゆで、水にさらす。
❹ たれの調味料 A を鍋に入れて火にかけ、とろみがつくまで混ぜる。
❺ ❸を竹串に 3 個刺す。
❻ ❹のたれをかける。

［使用した栄養補助食品］
MCT トウフィール
（日清オイリオグループ）
　…………… 1 パック 128g
エネルギー ……………… 140kcal
たんぱく質 ………………… 6.8g
脂質 ……………………………… 9.7g
炭水化物 ………………………… 6.8g
食物繊維 ………………………… 0.8g
食塩相当量 ……………… 0.024g

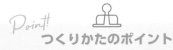
Point!
つくりかたのポイント

●水の代わりに MCT トウフィールを使用することで、やわらかく仕上がります。そのため、嚥下機能が低下した人でも安心して食べることができます。
●だんごはフルーツ缶と合わせることでフルーツポンチにしたり、もちの代わりにするなど、アレンジができます。

ふんわりバナナのフレンチトースト

国家公務員共済組合連合会東北公済病院栄養科管理栄養士 **齋野美侑** さいの・みゆき

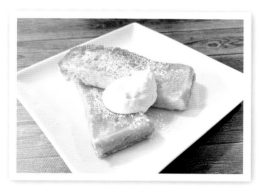

栄養価（1人分）

エネルギー	620kcal
たんぱく質	14.2g
脂質	35.1g
炭水化物	61.8g
食物繊維	2.7g
食塩相当量	1.1g

※トッピングは栄養価に含めない。

材料（2人分）

明治メイバランス Mini（バナナ味）	125mL
食パン（6枚切り）	2枚
卵（Mサイズ）	1個
生クリーム（動物性）	100mL
砂糖	15g
バター	5g

［トッピング］

生クリーム（動物性・ホイップ用）	15g
砂糖（ホイップ用）	5g
粉糖	2g

［使用した栄養補助食品］

明治メイバランス Mini（バナナ味）（明治）	1本125mL
エネルギー	200kcal
たんぱく質	7.5g
脂質	5.6g
炭水化物	31.8g
食物繊維	2.5g
食塩相当量	0.28g

つくりかた

1. 明治メイバランス Mini、生クリーム、卵、砂糖をボウルへ入れ、よく混ぜる。
2. 半分に切った食パンをバットに並べ、①を流し入れる。
3. 2時間〜半日漬け込む。
4. フライパンにバターを熱し、卵液に漬け込んだ食パンを弱火でじっくり焼く。
5. 両面に焼き色がついたら完成。トッピングは好みでホイップクリームを添える。

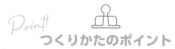

Point! つくりかたのポイント

- 動物性生クリームを使うため、少量でエネルギーを補給できます。
- 卵液が濃厚なので浸漬時間を長めにしてください。
- 明治メイバランス Mini のほかの味でも代用可能です。
- フライパンで焼きはじめて、片面をひっくり返す前のタイミングでバットに残った卵液をパンの上からかけると、卵液を余すことなく使えます。

具だくさん♪うま味たっぷりポテトチャウダー

国家公務員共済組合連合会東北公済病院栄養科管理栄養士　**齋野美侑** さいの・みゆき

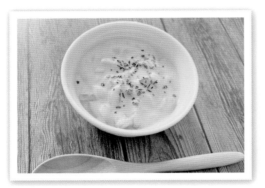

栄養価
（1人分）

エネルギー ························· 415kcal
たんぱく質 ························· 18.3g
脂質 ······························· 15.2g
炭水化物 ··························· 49.4g
食物繊維 ····························· 3.8g
食塩相当量 ························· 1.83g
※トッピングは栄養価に含めない。

材料
（1人分）

アイソカル®100
（ポテトスープ味） ······· 100mL
あさり水煮缶 ···················· 30g
たまねぎ ··························· 20g
にんじん ··························· 25g
じゃがいも ························· 25g
薄力粉 ······························ 15g
バター ································· 5g
酒 ···································· 10g
コンソメ ····························· 2g
牛乳 ································· 50g
水 ··································· 50g
［トッピング］
乾燥バジル ···················· 適量

［使用した栄養補助食品］
アイソカル®100
（ポテトスープ味）（ネスレ）
················· 1パック100mL
エネルギー ················ 200kcal
たんぱく質 ···················· 8.0g
脂質 ···························· 8.0g
炭水化物 ····················· 25.0g
食物繊維 ························· 0g
食塩相当量 ·················· 0.33g

つくりかた

① 野菜はみじん切りにしておく。
② 鍋にバターを熱して野菜を炒め、たまねぎの色が透きとおってきたら、あさり水煮缶を汁ごと入れて火を止める。
③ 鍋の食材に薄力粉をふるい、再度熱してよくなじませたらアイソカル®100、酒、牛乳、水を入れてかき混ぜながら煮込む。
④ 鍋のふちがふつふつしてきたら、コンソメを入れる。
⑤ 乾燥バジルをふる。

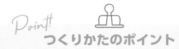
Point!
つくりかたのポイント

● かならず火を止めてから薄力粉を入れ、食材が薄力粉でコーティングされるまでなじませてください。だまになることを防ぎます。
● アイソカル®100はドラッグストアでも販売しているため、手に入りやすく使いやすいです。
● 少しかために煮詰めてご飯の上にかけ、チーズをのせて焼けばドリアにもなります。
● あさりのだしが栄養補助食品の独特な風味とよく合い、おいしく食べることができます。

手軽で簡単！明太ポテトサラダ

東北医科薬科大学病院栄養管理部管理栄養士　**阿部晃子**　あべ・あきこ

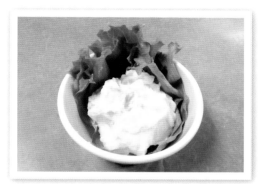

栄養価（1人分）

エネルギー	143kcal
たんぱく質	1.2g
脂質	4.8g
炭水化物	11.8g
食物繊維	1.2g
食塩相当量	0.8g

※トッピングは栄養価に含めない。

材料（1人分）

ポテトサラダ	60g
ジャネフ ワンステップミール ごはんにあうソース（明太風味）	10g

[使用した栄養補助食品]

ジャネフ ワンステップミール ごはんにあうソース（明太風味）（キユーピー）	1袋 10g
エネルギー	60kcal
たんぱく質	0.2g
脂質	5.6g
炭水化物	1.8g
食物繊維	0g
食塩相当量	0.3g

つくりかた

● 市販のポテトサラダに、ジャネフ ワンステップミールごはんにあうソースを加えて混ぜ合わせる。

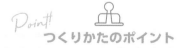

Point! つくりかたのポイント

● 市販のポテトサラダに加えて混ぜるだけなので、誰でも簡単につくれます。

● パンにはさんでサンドイッチにしてもおいしいです。

● ジャネフ ワンステップミールごはんにあうソース（キユーピー）は、ポテトサラダのほか、マカロニサラダやスパゲッティサラダにもよく合います。

栄養たっぷり白玉だんご

東北医科薬科大学病院栄養管理部管理栄養士 **阿部晃子** あべ・あきこ

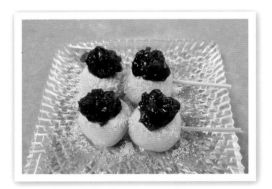

栄養価
（1人分4個）

エネルギー	244kcal
たんぱく質	5.8g
脂質	2.4g
炭水化物	50.0g
食物繊維	1.1g
食塩相当量	0.1g

材料
（だんご
12個分）

白玉粉	100g
エンシュア®・H（抹茶味）	100mL
きな粉	3g
あんこ	75g

つくりかた

❶ 白玉粉にエンシュア®・Hを一気に入れてよく混ぜ合わせ、生地がまとまるまでよくこねる。

❷ 5分ほど置き、生地をなじませる（かたい場合は、耳たぶくらいのかたさになるようエンシュア®・Hを少しずつ加えながらこねる）。

❸ 鍋に多めの水を入れ、沸騰させる。❷を手で丸め（12個分）、沸騰した湯のなかに入れる。浮き上がってから1～2分後に取り出し、冷水につけて冷ます。

❹ 皿に盛りつけ、きな粉をふりかけてあんこをのせる。

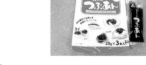

Point! つくりかたのポイント

● 水の代わりにエンシュア®・Hを加えた、抹茶の風味がほんのりと香る和風スイーツです。

● 100円均一ショップで購入したスティック状のつぶあんを使用しました。食べたいときに手軽に使える便利アイテムです。

● 今回はきな粉とあんこを使用しましたが、黒みつやごまなど、好みの味つけで楽しんでください。

● エンシュア®・Hは医薬品扱いの経腸栄養剤のため、低コストで調理することができます。

［使用した経腸栄養剤］
エンシュア®・H（抹茶味）
（アボットジャパン）
	1缶 250mL
エネルギー	375kcal
たんぱく質	13.2g
脂質	13.2g
炭水化物	51.5g
食塩相当量	0.76g

一口チョコアイス

東北医科薬科大学病院栄養管理部管理栄養士 **阿部晃子** あべ・あきこ

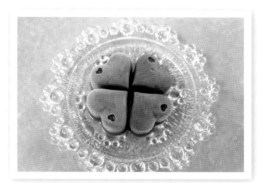

栄養価
(1人分4個)

エネルギー	118.9kcal
たんぱく質	2.5g
脂質	6.5g
炭水化物	13.0g
食物繊維	0.8g
食塩相当量	0.2g

材料
(16個分)

板チョコレート（ブラック）
…………………… 50g
エンシュア®・H（バニラ味）
…………………… 125mL

つくりかた

❶ 板チョコレートを耐熱容器に割り入れる。

❷ 電子レンジ（600W）で1分加熱する。チョコレートが溶けていない場合、様子をみながら10秒ずつ追加で加熱する。

❸ エンシュア®・H を加え、よく混ぜ合わせる。

❹ 好みのシリコン型に流し入れ、冷凍庫で冷やし固める。

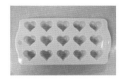

Point! つくりかたのポイント

● エンシュア®・H でチョコレートアイスをつくりました。小さく区切られた容器で固めると、一口サイズのアイスができます。一口サイズのため、手軽に食べることができます。

● シリコン型は、容器から簡単に取り外すことができるのでおすすめです。今回使用したシリコン型は、100円均一ショップで購入しました。

● エンシュア®・H は医薬品扱いの経腸栄養剤のため、低コストで調理することができます。

[使用した経腸栄養剤]
エンシュア®・H（バニラ味）
（アボットジャパン）
…………………… 1缶 250mL

エネルギー	375kcal
たんぱく質	13.2g
脂質	13.2g
炭水化物	51.5g
食塩相当量	0.76g

レンジであつあつ！簡単オートミールリゾット

東北医科薬科大学病院栄養管理部管理栄養士　**阿部晃子** あべ・あきこ

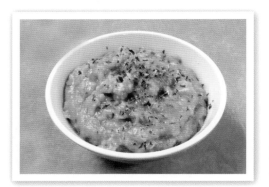

栄養価（1人分）

エネルギー ………………… 359.5kcal
たんぱく質 …………………… 13.6g
脂質 …………………………… 8.4g
炭水化物 …………………… 59.6g
食物繊維 ……………………… 2.4g
食塩相当量 …………………… 1.7g

材料（1人分）

オートミール ……………… 25g
　（10cc スプーン 5 杯分）
ラコール® NF 配合経腸用液
（コーンフレーバー）… 200mL
乾燥スープ
（じっくりコトコト 濃厚クラム
チャウダー）……（1 袋）16.9g
※じっくりコトコト 濃厚クラム
チャウダー（ポッカサッポロ）。

つくりかた

❶ 耐熱容器にオートミール、ラコール® NF 配合経腸用液、乾燥スープを入れ、かき混ぜる。
❷ 電子レンジ（600W）で 2 分加熱する。

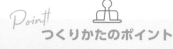

つくりかたのポイント

● 湯の代わりに経腸栄養剤を使用し、オートミールでリゾットをつくりました。やわらかいので、咀嚼がむずかしい人でも食べることができます。
● 今回はクラムチャウダーを使用しましたが、コーンスープ、各種ポタージュなど好みで味のバリエーションが楽しめます。
● 仕上げにオリーブ油やバター、粉チーズなどを加えると風味も増し、さらに栄養量も増加します。
● ラコール® NF 配合経腸用液は医薬品扱いの経腸栄養剤のため、低コストで調理することができます。

[使用した経腸栄養剤]
ラコール® NF 配合経腸用液
（大塚製薬工場）
　…………… 1 パウチ 200mL
エネルギー ………… 200kcal
たんぱく質 …………… 8.76g
脂質 …………………… 4.46g
炭水化物 …………… 31.24g
食塩相当量 ………… 0.38g

ヨーグルト風味のあっさりケーキ

東北医科薬科大学病院栄養管理部管理栄養士長　**早坂朋恵**　はやさか・ともえ

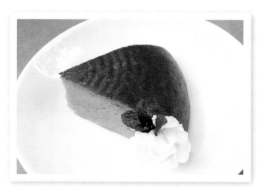

栄養価（1人分）

エネルギー	250kcal
たんぱく質	8.0g
脂質	8.9g
炭水化物	35.4g
食物繊維	0.5g
食塩相当量	0.4g

材料（1ホール分）

ホットケーキミックス粉
……………… 150g

A
　絹ごし豆腐 ………… 150g
　砂糖 ……………… 50g
　卵（Mサイズ）
　……………… 2個 100g
　イノラス®配合経腸用液
　（ヨーグルトフレーバー）
　……………… 187.5mL

ホイップクリーム（植物性）
……………… 10g

[使用した経腸栄養剤]
イノラス®配合経腸用液
（ヨーグルトフレーバー）
（大塚製薬工場）
　…………… 1パック 187.5mL
エネルギー …………… 300kcal
たんぱく質 …………… 12.0g
脂質 ………………… 9.66g
炭水化物 …………… 39.79g
食塩相当量 ………… 0.69g

つくりかた

1. 絹ごし豆腐を裏ごししておく。
2. 炊飯釜の内釜にホットケーキミックス粉とAを加え、よく混ぜ合わせる。
3. 炊飯釜の普通炊きモードを選択する。
4. できあがったら粗熱をとり、冷めたら6等分にカットする。皿に盛りつけ、ホイップクリームを飾る。

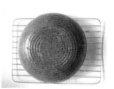

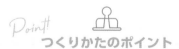

Point! つくりかたのポイント

- ケーキづくりは面倒くさいと思いがちですが、誰にでも簡単につくれるケーキです。
- 内釜を利用するので、洗いものも少なくて済みます。
- 材料を混ぜて、ご飯を炊くように炊飯器のスイッチを入れるだけで完成します。
- さっぱりしているので、甘いものが苦手な人でも食べやすいです。
- イノラス®配合経腸用液は医薬品扱いなので、経済的に患者の負担が少なくて済みます。

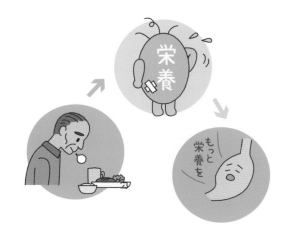

NutritionCare 2022年秋季増刊

栄養治療に役立つ
これだけでわかる！
摂食嚥下障害と誤嚥性肺炎

試し読みができます！

メディカ出版 オンラインストア

東邦大学医療センター大森病院栄養治療センター部長・
NST・栄養部部長／東邦大学医学部臨床支援室教授
鷲澤 尚宏 編集

東邦大学医療センター大森病院栄養治療センター副部長・
嚥下障害対策チーム／東邦大学医学部口腔外科学准教授
関谷 秀樹 編集

摂食嚥下障害と誤嚥性肺炎の病態生理から、評価
とリハビリテーション・治療、関連する算定と嚥
下チームとしてのかかわり方、嚥下調整食まで管
理栄養士の知りたいことを徹底解説。コード別の
つくり方がわかる嚥下調整食レシピはダウンロー
ド可能。

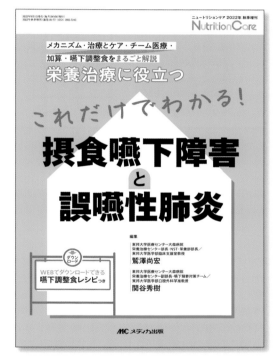

定価3,080円（本体＋税10％）B5判／160頁　ISBN978-4-8404-7790-1

内容

第1章　摂食嚥下機能のメカニズム・誤嚥性肺炎
1　摂食嚥下の器官と運動のメカニズム
2　摂食嚥下障害とその原因
3　脳血管障害による摂食嚥下障害
4　サルコペニアによる摂食嚥下障害
5　老化による摂食嚥下機能の低下（老嚥）
6　薬剤性嚥下障害
7　誤嚥性肺炎とその兆候、治療と予防

第2章　摂食嚥下障害の評価・リハビリテーション・ケア
1　摂食嚥下障害のリハビリテーションとケアにチームでかかわる重要性
2　管理栄養士が摂食嚥下チームで果たす役割
3　看護師が摂食嚥下チームで果たす役割

4　薬剤師が摂食嚥下チームで果たす役割
5　理学療法士・作業療法士・言語聴覚士が摂食嚥下チームで果たす役割
6　摂食嚥下機能の評価方法
7　嚥下内視鏡検査（VE）と嚥下造影検査（VF）ほか

第3章　摂食嚥下リハビリテーションに対する算定と加算・チーム連携
1　摂食嚥下リハビリテーションに関する算定と加算・多職種連携
2　他院、他施設、在宅との情報共有の際に管理栄養士が注意すること
3　摂食嚥下障害のリハビリテーション・ケアをチームで行う際の今後の課題と期待

第4章　嚥下調整食と直接訓練
1　嚥下調整食とは
2　「日本摂食嚥下リハビリテーション学会嚥下調整食分類2021」を用いた栄養管理
3　食形態の決定と変更、嚥下調整食の確認
4　嚥下調整食（とろみ）をつくるときに役立つ食品や道具
5　嚥下調整食をつくるときの注意点・水分調整時の注意点
6　市販品の基準と選び方　ほか

第5章　WEBでダウンロードできる嚥下調整食レシピ

すべての医療従事者を応援します 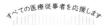 **MC メディカ出版**

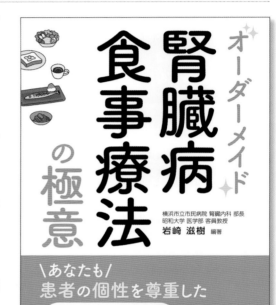